Margit Rüdiger | Sabine Häberlein

Fit!
Bauch Beine Po

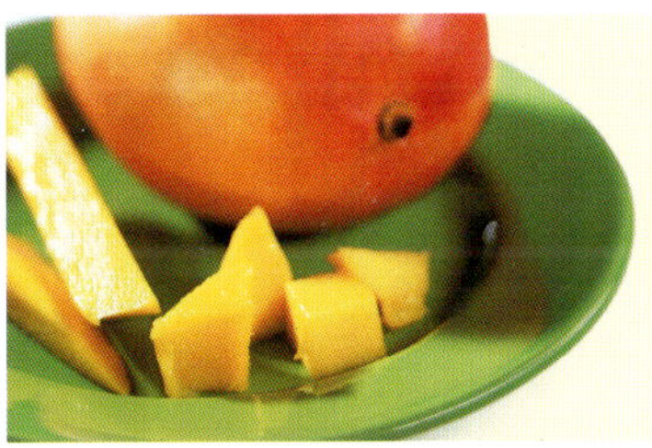
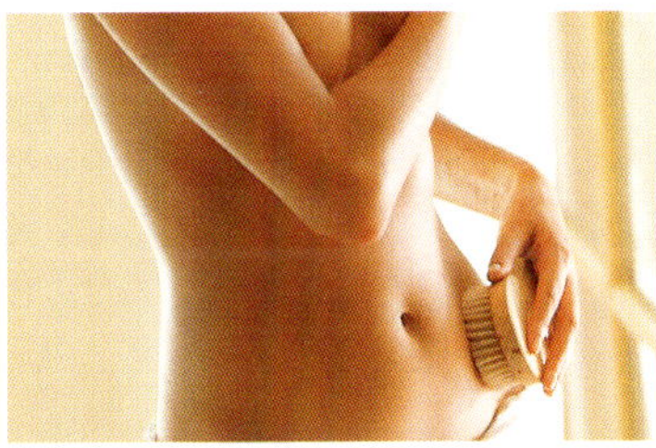
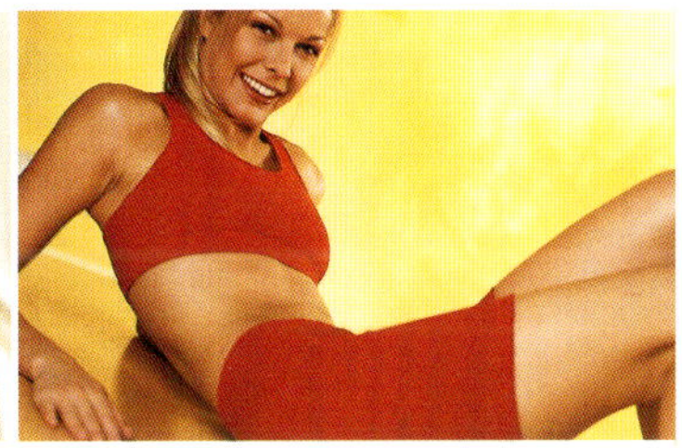

Das Wellness-Programm für einen Superbody

Inhaltsverzeichnis

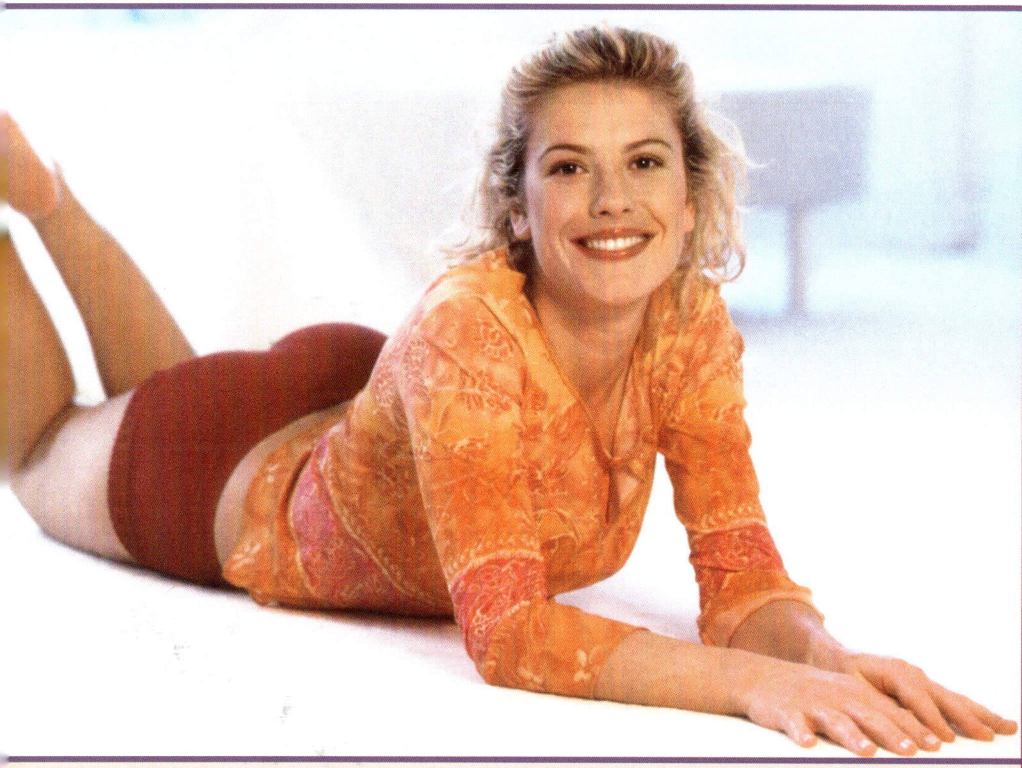

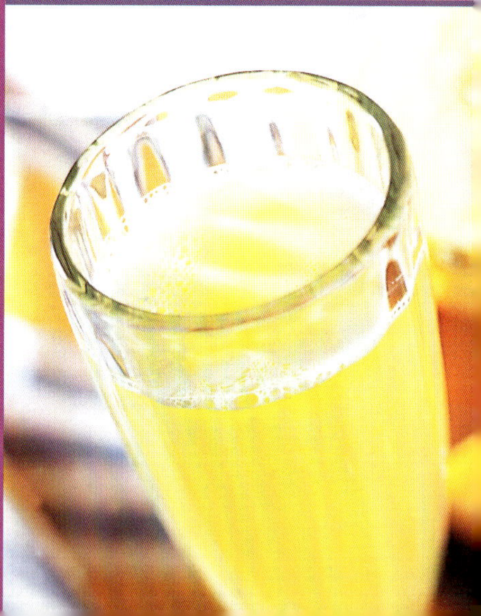

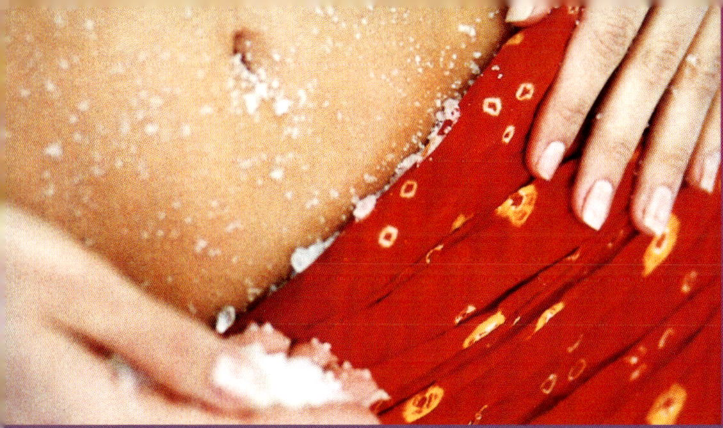

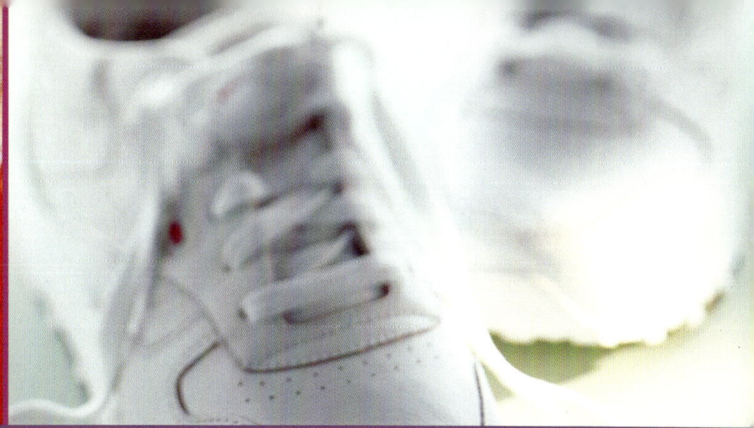

Seite 9

Pflege für die Figur

Seite 37

Schnell in Topform

Seite 71

Essen macht schlank

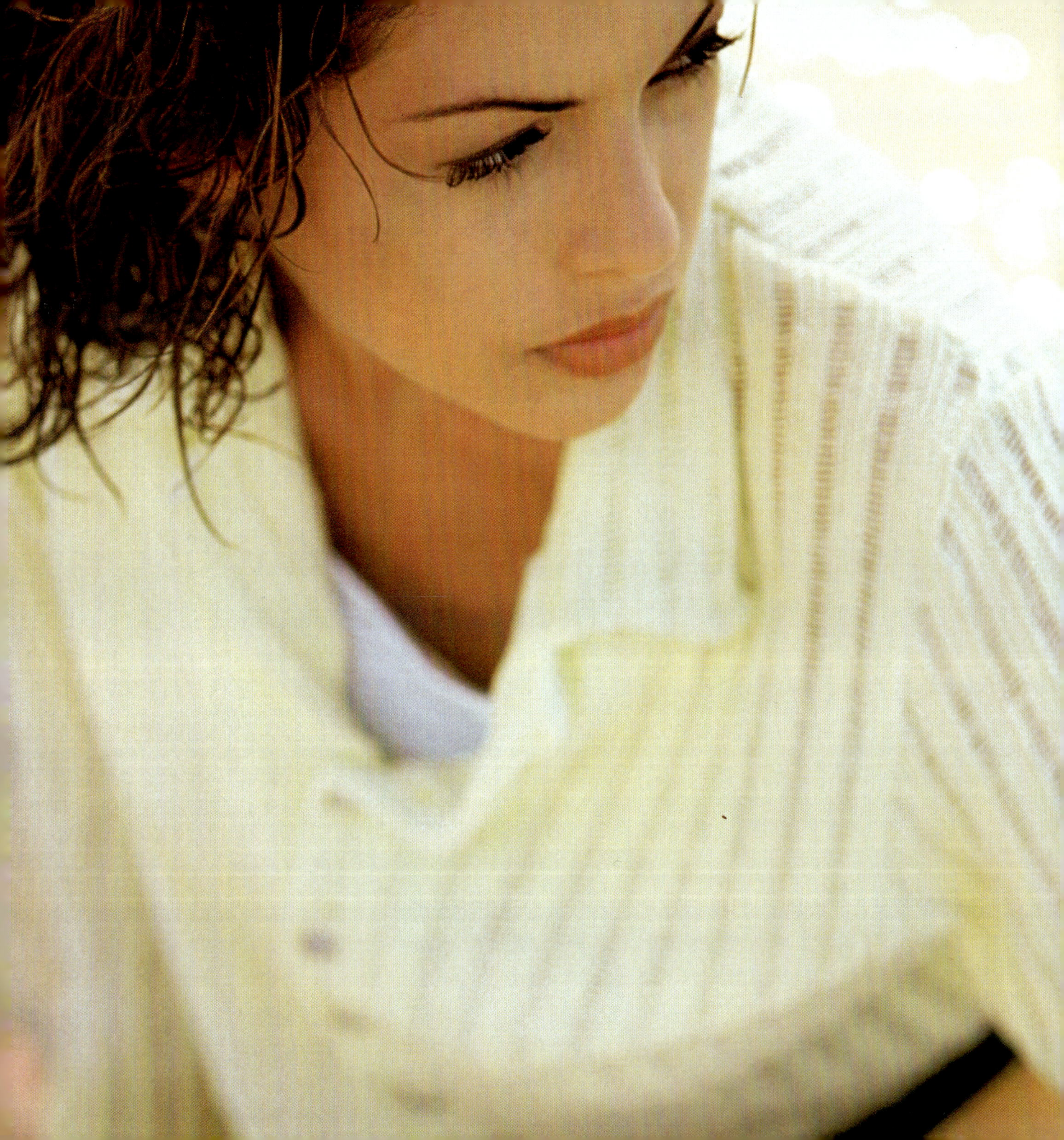

FIT DURCH DEN TAG

Den perfekten **Body** hat kaum jemand. Also warum die persönlichen Schwachstellen so wichtig nehmen? Hauptsache ist, dass man sich **wohl fühlt**. Dazu gehört allerdings auch, dass der Körper gepflegt wird und die Figur in Form ist. Genau dabei will Ihnen dieses Buch mit seinen drei Säulen **Beauty, Fitness** und **Ernährung** helfen. Sie werden sehen: Schon mit geringem Aufwand **erreichen Sie viel**.

No body is perfect – aber jeder ist schön!

Körperbau und Bindegewebe sind genetische Faktoren, die sich nicht so einfach ändern, aber durchaus optimieren lassen: mit einem effektiven Beauty-, Fitness- und Ernährungsprogramm, das auf die Körperformen und die typischen Problemzonen zugeschnitten ist.

Ihr Körpergefühl – Hauptsache positiv

Sogar Frauen, die wirklich klasse aussehen, haben oft noch etwas an ihrer Figur auszusetzen. Warum? Für andere attraktiv ist nur, wer gut aussieht. Und: Frauen wollen nicht nur den Männern gefallen, sondern auch im Konkurrenzkampf bestehen. Die Ironie daran: Was sie an ihrem Körper bemängeln, stört die meisten Männer gar nicht. Cellulite-Dellen sind ihnen im Bett egal, ein kleines Bäuchlein finden viele sogar anziehend. Schönheit ist offensichtlich nicht alles.

Was ist es dann, was Frauen sexy macht? Wir alle kennen sicher eine Geschlechtsgenossin, die der ultimativen Attraktivitätsformel optimal entspricht und trotzdem seit Jahren unfreiwillig Single ist, während die rundliche Nachbarin in einer glücklichen Beziehung lebt. Attraktivität ist eben nicht mit dem Maßband zu messen. Na klar, Ausstrahlung gehört dazu und Vertrauen in die eigenen Stärken. Nach allgemeiner Auffassung gelten Menschen als attraktiv, wenn sie vor Optimismus sprühen, offen und freundlich sind. Doch nur wer sich in seiner Haut wohl fühlt und mit sich selbst im Reinen ist, verfügt über diese Eigenschaften. Dazu gehört auch, dass man seinen Körper akzeptiert und liebevoll mit ihm umgeht. Dann wird jede Frau begehrenswert. Eine gepflegte, streichelzarte Haut macht die meisten Männer nämlich mehr an als ein diät- und fitnessgequälter Körper.

DER GENETISCHE BODY-TYP

Sämtliche Erbinformationen – auch über Knochenbau und Fettverteilung – sind in den menschlichen Genen enthalten. Die haben wir von unseren Eltern geerbt. Und sie entscheiden über runde Hüften und zierliche Gelenke. Sie sind sozusagen der Bauplan des Körpers, in dem auch die Veranlagung zu Fettansammlungen an den leidigen Problemzonen vorgegeben ist. Die schlechte Nachricht: An dieser Grundstruktur lässt sich nichts ändern. Die gute Nachricht: Mit Hilfe von ausgewogener Ernährung, Sport und Schönheitspflege kann man das Beste draus machen. Ein Blick in den Spiegel genügt meist, um seinen persönlichen Körpertyp zu erkennen. Und damit haben Sie den Schlüssel zum Erfolgsprogramm bereits in der Hand.

DER ATHLETISCH-KRÄFTIGE TYP

... besitzt einen muskulösen Körper mit straffem Bindegewebe. Die Schultern sind breiter als die Hüften, der Bauch ist flach. Auch der Po ist eher kurvenlos und relativ klein. Gewichtsprobleme sind kein Thema – wenn doch, purzeln die Pfunde schnell. Diätrisiko: Die Athletin sieht schnell abgezehrt aus. Neben Obst, Gemüse und Vollkornprodukten sollte sie bei der Ernährung deshalb auf genügend Eiweiß achten. Beim Krafttraining nicht übertreiben. Wer von Natur aus mehr Muskeln besitzt, hat auch mehr von dem männlichen Hormon Testosteron mitbekommen und baut im Nu Muskelpakete auf. Besser ist ein softes Muskelstyling kombiniert mit Stretching zweimal die Woche oder regelmäßige Übungen mit einem Physioband. Als Ausgleich für die überschießende Energie sollte die Körperpflege vor allem beruhigen: Massagen, Bäder und Cremes mit entspannenden Aromen wie Ylang-Ylang oder Lavendel.

DER KURVIG-FEMININE TYP

... entspricht dem klassischen Frauenbild: viel Po und Busen mit einer schlanken Taille – die Birnenform. Schnelle Gewichtszunahme und diätresistente Fettpolster sind hier die Ursache für häufige Figursorgen. Da ist Ausdauertraining angesagt. Täglich mindestens eine halbe Stunde Laufen, dann erst schmelzen die Fettreserven. Die Neigung zu Cellulite an den Problemzonen Hüfte, Po und Oberschenkel kriegt dieser Typ mit einem Programm aus entschlackenden Massagen, Anti-Cellulite-Creme und Bewegung in den Griff. Bei der Ernährung mit Fett und Süßigkeiten sparsam umgehen!

DER ZIERLICH-GRAZILE TYP

... ist mädchenhaft, zart und schlank. Die schmale Silhouette weist kaum Rundungen auf. Auch die Taille ist eher schwach ausgeprägt, der Po klein und apfelförmig rund. Dieser Typ könnte mehr Muskeln vertragen. Da von Natur aus wenig Muskelmasse und Körperfett vorhanden sind, gestaltet sich der Muskelzuwachs selbst bei eifrigem Training mühsam. Trotzdem täglich 15 bis 20 Minuten gezielt und sanft die Muskeln formen. Ideal für Body & Mind ist Pilates, ein Fitnesskonzept mit kleinen, aber intensiven Bewegungen. Beim Essen auf reichlich Mineral- und Ballaststoffe achten. Ideale Ernährung: 25-30 % Proteine, 50 % Kohlenhydrate, 20-25 % Fett. Der Cellulite mit Wechselduschen zu Leibe rücken. Aromaöle wie Rosmarin und Minze sorgen für mehr Power.

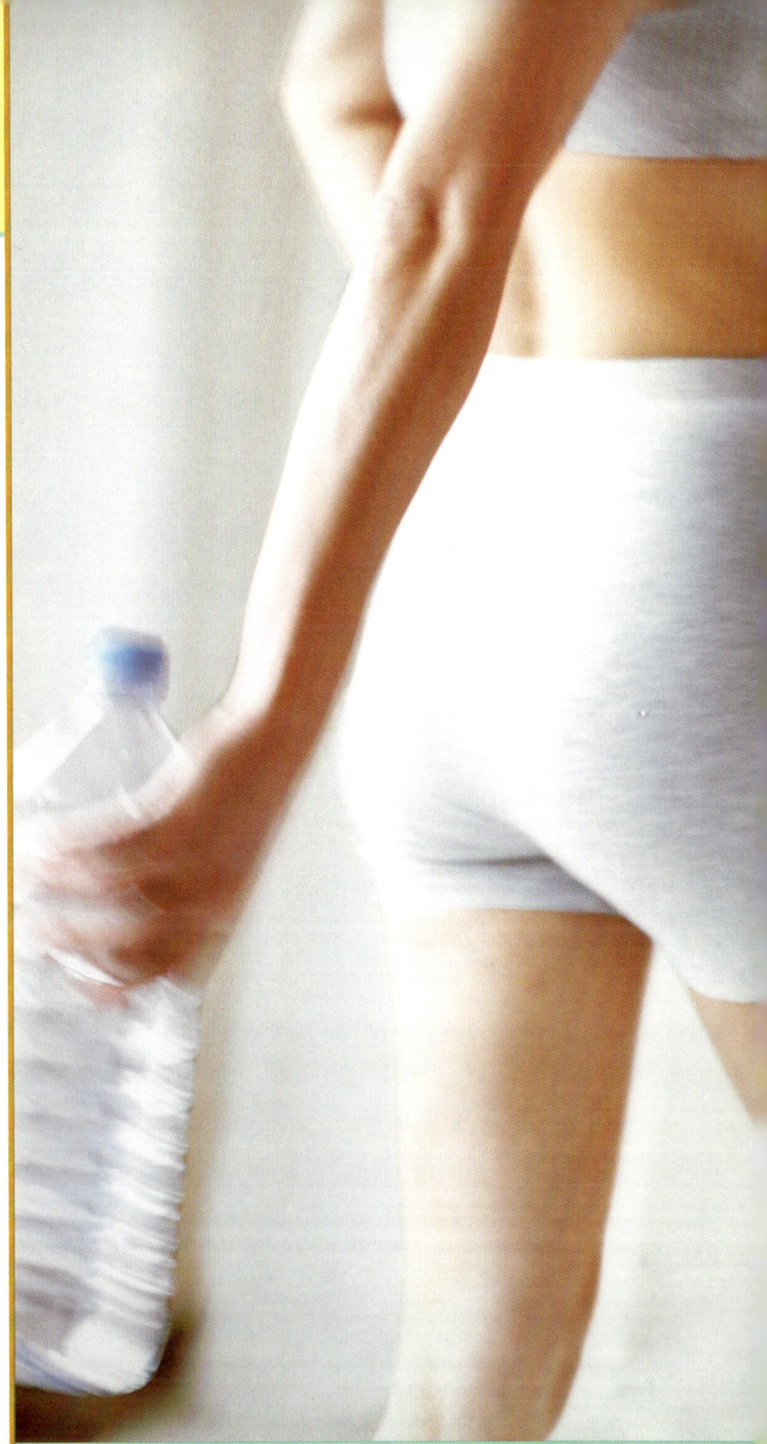

Optimieren Sie Ihre Figur! Wohltuende Pflege, richtige Ernährung und effektives Training helfen Ihnen dabei.

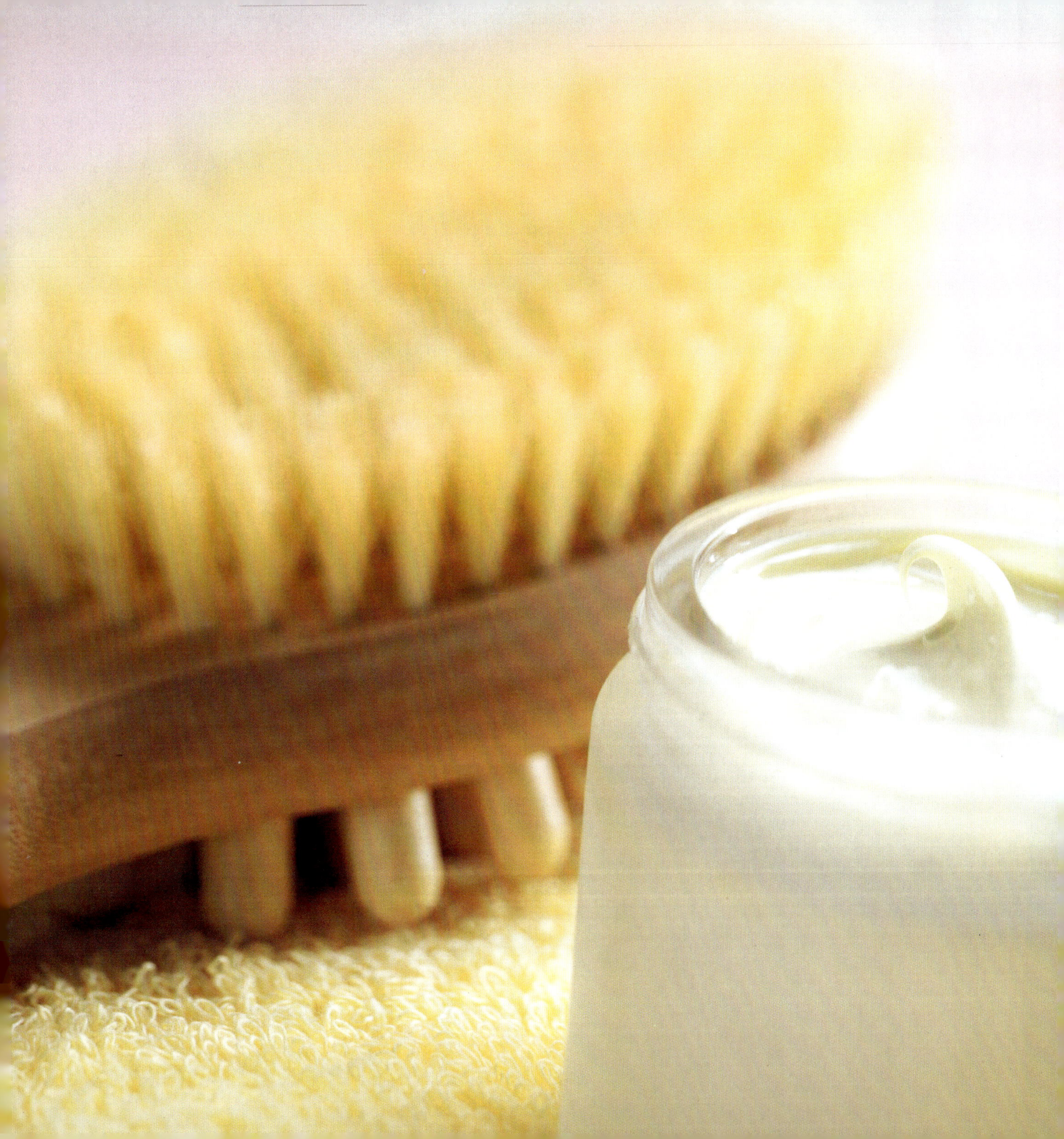

PFLEGE FÜR DIE FIGUR

MIND YOUR BODY

Frauen sind sehr selbstkritisch, wenn es um ihre Figur geht. Kleine „Schönheitsfehler" werden oft überbewertet. Doch statt perfekter Kurven ist es viel wichtiger, dass man sich in seiner Haut wohl fühlt und eine positive Ausstrahlung hat. Regelmäßige Pflege trägt dazu bei.

Ein unzertrennliches Paar – Hormone und Schönheit

Hormone sind klein, aber oho! In unserem Körper spielen sie eine wesentlich größere Rolle, als man ihnen lange Zeit zugetraut hat. Nicht nur die Fortpflanzung und der Alterungsprozess werden von ihnen gesteuert. Sie heben auch die Laune, halten die Haut glatt und die Figur in Form.

Die Macht der Hormone

Hormone (von griech. *horman* = anregen) sind körpereigene Botenstoffe, die schon in kleinsten Mengen höchst wirksam agieren. Gebildet werden sie in der Hypophyse (Hirnanhangsdrüse), in der Schilddrüse, der Bauchspeicheldrüse und in den Geschlechtsorganen. Ohne sie läuft in unserem Körper nichts. Denn diese winzigen Multitalente setzen unzählige Prozesse in Gang, vom Stoffwechsel bis zum Muskelaufbau.

Für Frauen sind die Geschlechtshormone besonders wichtig, weil sie sie ein Leben lang prägen. Auch das Aussehen des Mannes ist in vielerlei Hinsicht von hormonellen Prozessen abhängig – denken wir an Bartwuchs, Muskelaufbau und Stimmlage. Doch während beim Mann die Sexualhormone immer gleichmäßig von den Keimdrüsen ausgeschüttet werden, unterliegt der weibliche Körper größeren Hormonschwankungen wie Periode, Schwangerschaft, Geburt und Wechseljahren. Man weiß inzwischen, dass auch seelische Störungen wie beispielsweise Depressionen und Schwermut durch diese hormonellen Umbruchphasen begünstigt werden.

Die wichtigsten Sexualhormone, die in den weiblichen Eierstöcken gebildet werden, sind Östrogene, Progesteron (Gelbkörperhormon) und ein kleinerer Anteil männlicher Androgene wie Testosteron. Die meisten Aufgaben kommen dabei den Östrogenen zu. Sie bewahren uns vor einem zu hohen Cholesterinspiegel, zu starkem Augendruck, vor Knochenschwund, Haarausfall und Gewichtsproblemen. Auf die Haut wirken die weiblichen Geschlechtshormone wie ein Jungbrunnen. Unter ihrem Schutz ist sie glatt, straff und elastisch.

SOLL MAN HORMONE SCHLUCKEN?

Hormone schützen. Doch ob man sie einnehmen soll, wenn die körpereigene Produktion nachlässt, wird unter Experten kontrovers diskutiert. Studien über eine mögliche Krebsgefahr haben die Hormonkuren ins Gerede gebracht. Allerdings bezieht sich das auf künstlich hergestellte Hormone. „Die natürlichen Hormone erzeugen in der richtigen Dosierung kein Karzinom", bestätigt der führende Hormonforscher Professor Dr. Johannes Huber von der Universitätsklinik für Frauenheilkunde der Universität Wien. Dennoch ist ein sorgfältiges Abwägen der Risiken vor Beginn einer Hormontherapie angezeigt. Die Grundregel lautet: Hormone sollten nur ersetzt werden, wo sie auch tatsächlich fehlen. Völlig sinnlos ist es, sie vorbeugend zu schlucken und ohne Bestimmung des Hormonspiegels durch einen Gynäkologen oder Endokrinologen (Hormonspezialist). Bei geringen Hormondefiziten, wie sie Frauen unter 40 Jahren aufweisen können, eignen sich allenfalls Hormonsalben zur lokalen Anwendung gegen kleine Fältchen und Cellulite. In frei verkäuflichen Kosmetika sind Hormone als Zusatz schon seit 1979 verboten.

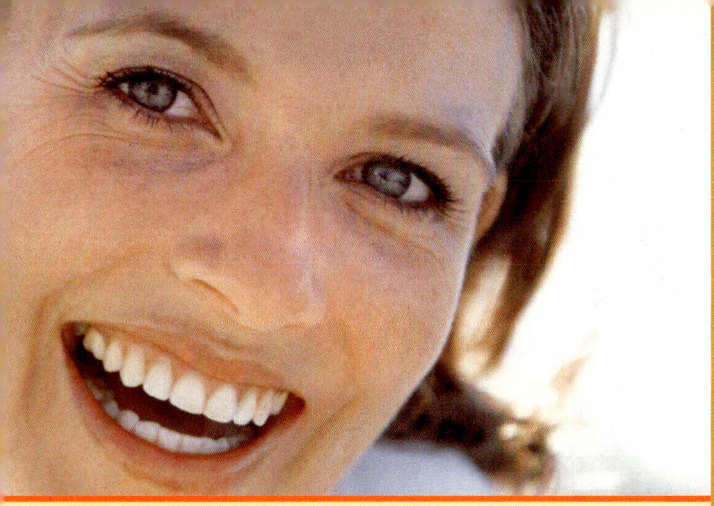

Etwa ab 40 Jahren nimmt die Hormonproduktion ab – das zeigt sich auch in der Alterung der Haut.

Hormonhaltige Cremes muss man sich deshalb von einem Arzt verschreiben und in der Apotheke mischen lassen.

DIE SCHÖNHEITSFAVORITEN

Als stärkste Anti-Aging-Waffen gehandelt werden derzeit das Anti-Stress-Hormon DHEA (Dehydroepiandrosteron), weil es den Fettaufbau bremst, sowie das noch extrem teure Wachstumshormon Somatotropin (STH). Dieses Superhormon fördert den Muskelaufbau, baut Fett ab, glättet Falten und hebt die Laune. Bei beiden kommt es auf eine extrem genaue Dosierung durch den Arzt an. Zu viel STH lässt Knochen, Mund und Nase übermäßig wachsen, während zu viel DHEA auf die Leber schlagen kann.

Melatonin, ein Hormon, das in der Zirbeldrüse im Gehirn produziert wird, fördert den Schlaf, beeinflusst Schilddrüse und Nebennieren, aber auch die Zellerneuerung und Regenerationsvorgänge im Körper. Bereits ab etwa 45 Jahren nimmt der Melatoninspiegel im Körper drastisch ab, was wiederum einen Rückgang anderer Hormone nach sich zieht. Ob Melatoninpillen dieses Defizit ausgleichen können, ist noch umstritten.

INFO

Hormonfahrplan für Frauen

- **Ab 30 Jahren:**
  Während sich beim Mann die Hormonproduktion bereits langsam und schleichend reduziert, ist bei der Frau hormonell noch alles im grünen Bereich. Erst ab Mitte 40 fällt die Hormonproduktion drastisch ab.
- **Ab 40 Jahren:**
  Der Abbau des Gelbkörperhormons (Progesteron) verursacht Gewichtszunahme, Venenprobleme, Wasserstau und Depressionen.
- **Ab 50 Jahren:**
  Die Östrogen-Produktion sinkt. Die Folgen sind: Hitzewallungen, Nervosität, Neigung zu Blasenentzündungen, Osteoporose.
- **Ab 55 Jahren:**
  Der Verlust des Nebennierenhormons DHEA verursacht Herz- und Kreislaufprobleme, führt zu Fettaufbau und Gedächtnislücken.
- **Ab 60 Jahren:**
  Abbau von Testosteron. Keine Lust mehr auf Sex, Gewichtszunahme, Vitalitätsverlust.
- **Ab 65 Jahren:**
  Produktionsstopp von Wachstumshormonen. Typische Anzeichen: schlaffes Bindegewebe, Muskelabbau, Schwächegefühl, erhöhte Anfälligkeit für Infektionen.

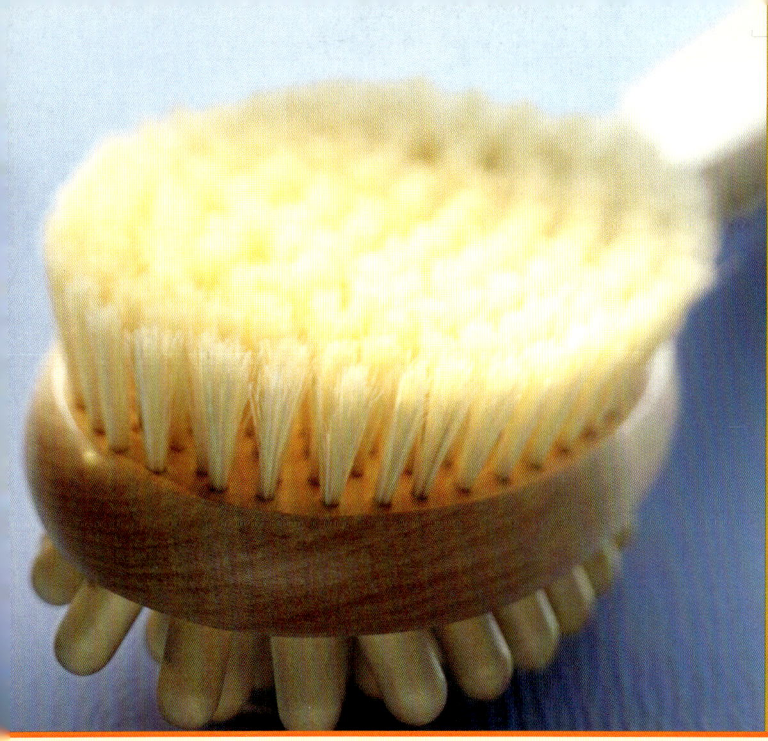
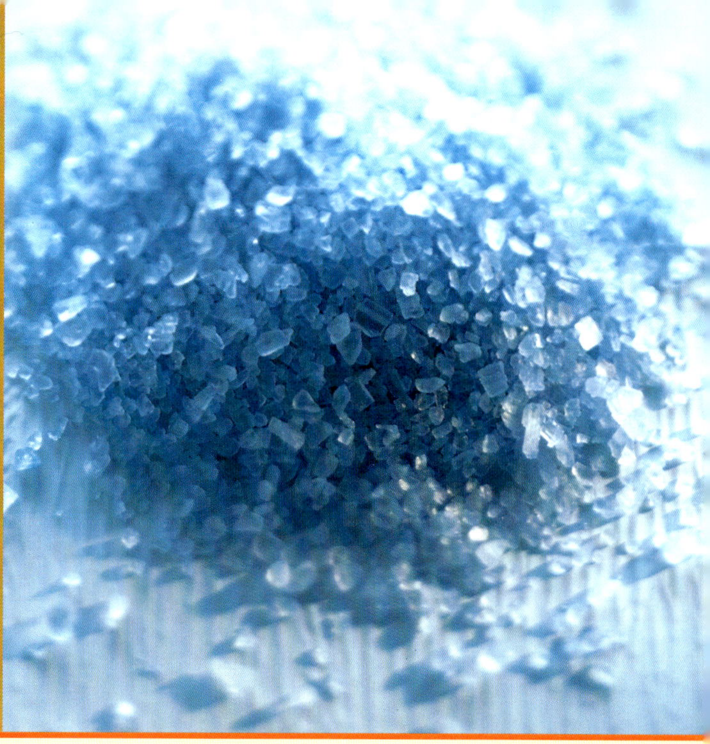

Die Top 8 der

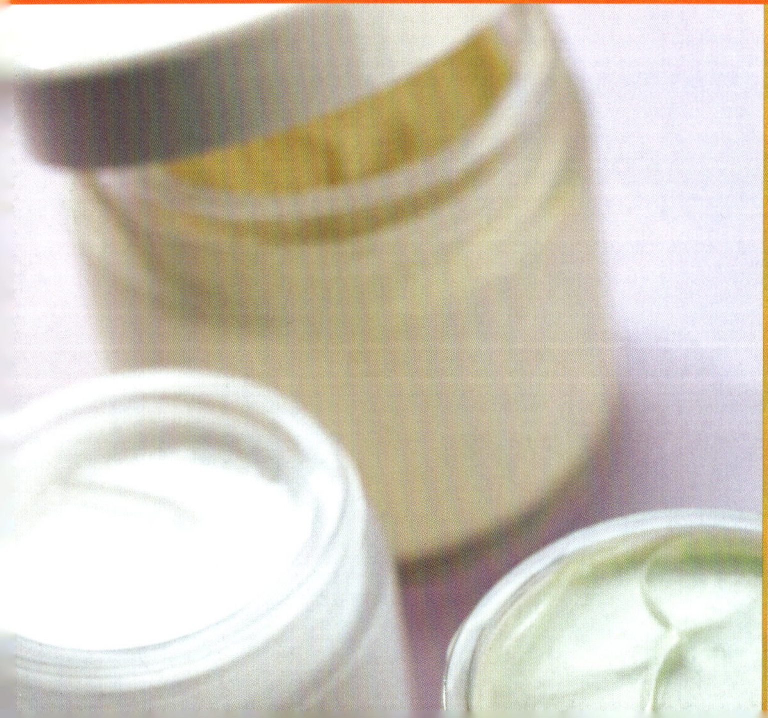
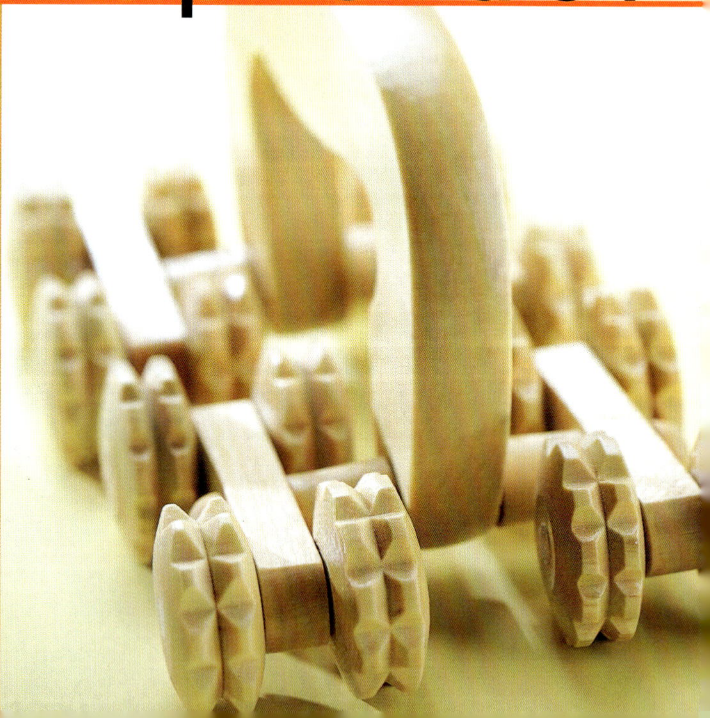

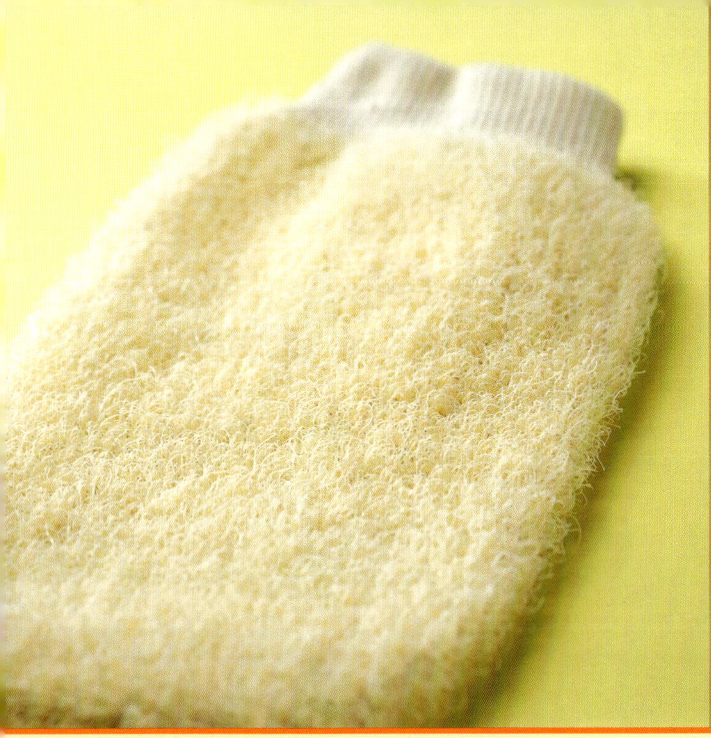
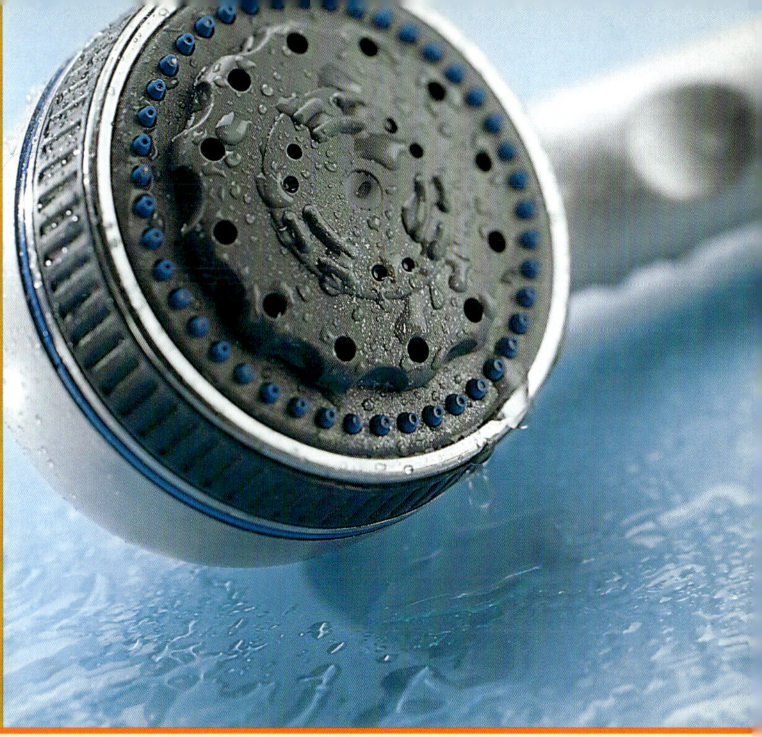

Straffmacher

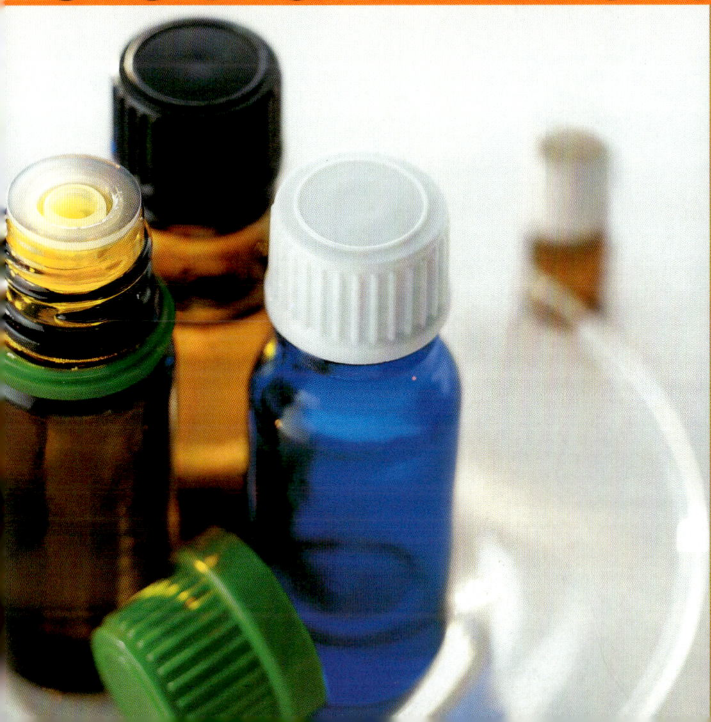
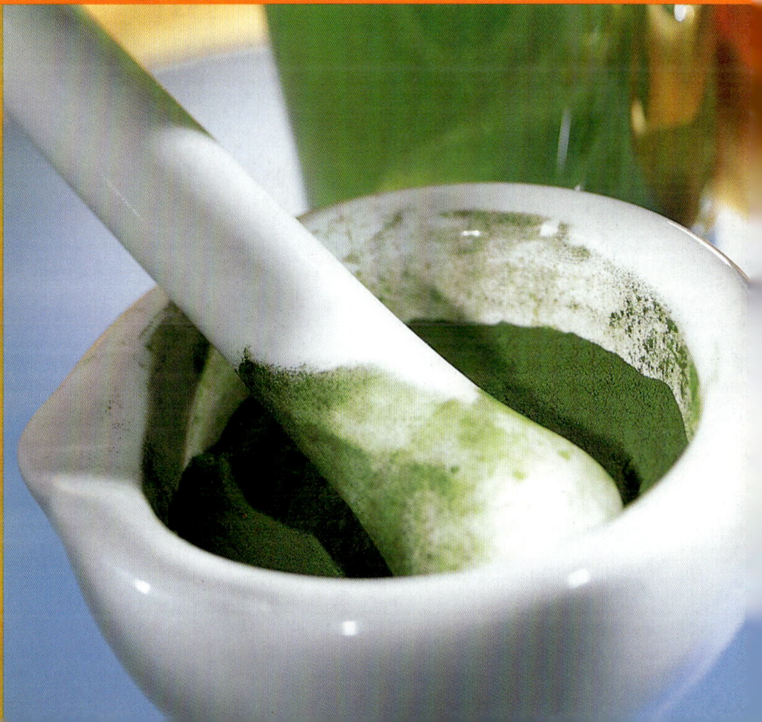

Körperbürste

Körperbürsten sind in verschiedensten Formen, Größen und Härtegraden zu haben, mit Natur- oder Kunststoffborsten. Weder zu hart noch zu weich, lautet die Devise, denn die Körperbürste wird zum Trockenrubbeln vor dem Duschen verwendet. Ideal ist ein Modell mit abnehmbarem Stiel und Handschlaufe, weil man damit auch gut den Rücken bearbeiten kann. Zwei gute Seiten haben Bürsten mit Borsten auf der einen und Gumminoppen auf der anderen Seite: Sie ermöglichen unterschiedliche Massage-Effekte.

Meersalz

Bauch-Beine-Po-Favorit unter den Naturprodukten ist Meersalz. Die weißen Körner besitzen eine ähnliche Zusammensetzung wie das menschliche Blutplasma. Kalzium, Kalium und Magnesium, die im Meersalz enthalten sind, können deshalb gut in die Haut eindringen und das Gewebe entschlacken. Besonders mineralreich ist Salz aus dem Toten Meer. Normales Speisesalz ist kein Ersatz, weil es zu 80 Prozent aus reinem Natriumchlorid besteht. Die Mineralien, die für die kosmetische Wirkung zuständig sind, fehlen ihm.

Die Top 8 der

Creme

Die Kosmetikindustrie bietet neben Cremes auch Gele, Lotionen, Öle und Sprays zur Behandlung von Cellulite an. Reichhaltigere Konsistenzen mit mehr Fetten und Ölen pflegen wie eine normale Körpercreme. Sie müssen einmassiert werden, sonst bleiben sie wie ein Fettfilm auf der Haut liegen. Gele und Sprays werden aufgetragen oder aufgesprüht und ziehen sofort ein. In jedem Fall empfiehlt sich erst eine Massage, um das Gewebe vorzubereiten. Je besser es durchblutet ist, desto effektiver entfalten sich die Wirkstoffe in den Produkten.

Celluliteroller

Mit Noppen, Kugeln, Rollen oder Lamellen – die kleinen, handlichen Anti-Cellulite-Geräte sind in vielen Variationen erhältlich. Man kann sie einzeln erwerben oder im Paket mit Anti-Cellulite-Produkten. Vor dem Kauf testen, ob der Roller gut in der Hand liegt und auf der Haut angenehm ist. Es gibt auch elektrische Massagegeräte, die den Apparaturen nachempfunden sind, die in Beauty-Instituten benutzt werden. Ihr Vorteil: Die Anwendung kostet weniger Kraft und Anstrengung. Auch hier immer zuerst die individuelle Hautempfindung testen.

Straffmacher

Massagehandschuh

Die Auswahl an Massagehandschuhen ist groß: Rosshaar, Sisal, Luffa oder synthetische Fasern. Gestricktes Sisal ist härter, scheuert also auch intensiver. Mit einem Luffahandschuh wird nass massiert, sonst ist er zu kratzig. Mit Wasser vollgesogen, ist er etwas sanfter zur Haut als Sisal. Massagehandschuhe und -bänder aus Synthetik sind in einer Borsten- und Schlingenkombination gestrickt. Sie lassen sich sowohl trocken als auch nass einsetzen. Noppenhandschuhe aus Kunststoff sind zum Rubbeln der Haut unter der Dusche gedacht.

Duschkopf

Wer gern duscht und dabei nicht nur sauber, sondern auch fit werden will, sollte sich einen verstellbaren Duschkopf oder einen Spezialaufsatz leisten. Sie lassen sich auf unterschiedliche Strahlarten einstellen: Weich eignet sich für Wechselduschen. Ein harter Strahl trommelt mit etwa 3000 Impulsen pro Minute auf die Haut und ist mit einer Fingermassage vergleichbar. Optimal zur Gewebestraffung ist ein Massageaufsatz mit rotierenden Kugeln. Sie werden durch die Wasserkraft in Gang gesetzt und rollen klopfend über den Körper.

Aromaöl

Aromatische Öle nehmen wir über Nase und Haut auf. Sie heben nicht nur die Laune, sondern aktivieren auch den Stoffwechsel im Bindegewebe. Stark entwässernd und stimulierend wirken Wacholder-, Zypressen-, Rosmarin- und Grapefruitöl. Achtung: Nie direkt auf die Haut auftragen, es könnte Reizungen geben. Als duftneutrale Basis eignen sich Jojoba-, Mandel- oder Weizenkeimöl. Rezept für eine duftende Aroma-Massage: Zehn Tropfen Grapefruitöl und je fünf Tropfen Rosmarin- und Zypressenöl mit 30 Milliliter eines Trägeröls mischen.

Algen

Grüne, braune und rote Meeresalgen gelten als besonders wirksame Anti-Cellulite-Mittel, weil sie den Fettstoffwechsel im Gewebe kräftig anheizen. Fahrplan für eine vierwöchige Intensivkur: Alle zwei Tage morgens und abends ein Bad mit flüssigem Algenextrakt nehmen. Hinterher Algengel einmassieren. Dreimal täglich eine Algenkapsel schlucken oder Algentee trinken. Als Körperpackung Agar-Agar-Pulver (aus Rotalgen) mit 20 Tropfen Kampferöl und zwei Eigelb mischen, auf den Problemzonen 15 Minuten einwirken lassen.

Kampf der Cellulite – Fitmacher für die Beine

Nur allzu oft startet Cellulite einen Angriff auf schöne Beine. Wundermittel gibt es zwar keine gegen die unschönen Dellen, aber mit der richtigen Pflege lässt sich durchaus etwas erreichen.

Das Bindegewebe – die große Stütze

Für straffe Beine und glatte Haut ist das Bindegewebe zuständig. Es liegt unter der Oberhaut zwischen Muskel- und Fettgewebe und bildet mit seinen kollagenen (sehr reißfesten) und elastischen Fasern ein engmaschiges Netz. Über Blutgefäße und Lymphbahnen versorgt es die obere Hautschicht mit Nährstoffen und transportiert die Abbauprodukte wieder ab. Ob das Bindegewebe in Ordnung ist, sieht man der Haut an. Wird es durch Schwangerschaft oder starke Gewichtszunahme zu sehr strapaziert, können die elastischen Fasern reißen. Dehnungsstreifen sind die Folge. Hormonell bedingt haben Frauen ein lockeres Bindegewebe mit mehr senkrecht verlaufenden Gewebefasern, während sie beim Mann stabil ineinander vernetzt sind. Wenn man zu üppig isst und die Fettzellen prall gefüllt sind, drücken sie sich als orangenartiges Relief nach oben durch: Cellulite (Orangenhaut) entsteht.

Mittlerweile weiß man auch, dass die dellige Haut gerade dann entsteht, wenn das Verhältnis von Östrogen und Progesteron aus dem Gleichgewicht geraten ist. Das kann in der Pubertät der Fall sein, während Schwangerschaft und Stillzeit, in den Wechseljahren und durch die Einnahme von Hormonpräparaten wie der Pille. Wie stark die Cellulite sich beim Einzelnen ausprägt, hängt nicht unwesentlich von den Genen ab. Für straffende Strategien für das Bindegewebe ist es deshalb nie zu früh.

IST ES SCHON CELLULITE?

Nur keine Panik. Nicht jede kleine Unebenheit am Oberschenkel deutet auf Orangenhaut hin. Kneift man die Haut zwischen Daumen und Zeigefinger zusammen, wird durch den Druck die typische Struktur des weiblichen Bindegewebes sichtbar. Das ist noch keine Cellulite. Davon spricht man erst, wenn die Haut im Stehen und im Liegen deutliche Einzüge und Wölbungen zeigt. Trotzdem sollten Sie mit der Pflege nicht erst dann anfangen, wenn das Problem bereits da ist. Vorbeugen ist besser. Anti-Cellulite-Präparate (siehe Seite 24/25) entschlacken nicht nur das Gewebe, sondern pflegen auch die Haut. Bereits sichtbare Dellen lassen sich zwar nicht einfach wegcremen, aber beeinflussen. Doch das funktioniert nur, wenn die Fettzellen nicht zugleich mit immer neuem Fett gefüttert werden. Die besten Erfolge erzielen Sie mit einer Kombination aus Sport, ballaststoffreicher Ernährung und entstauenden Massagen.

BÜRSTEN, WICKELN, ZUPFEN

Ums tägliche Massieren kommt nicht herum, wer ernsthaft etwas für seine Beine tun will. Die Massage mit Bürste, Handschuh oder Roller hat zwei Effekte: kräftige Durchblutung und Glättung der Hautoberfläche, und Cremewirkstoffe können anschließend leichter eindringen. Wichtig ist: Beim Massieren nicht so fest aufdrücken, dass die Haut brennt. Die Beine immer von unten nach oben bürsten. Am rechten Fuß beginnen, Krampfadern und Besenreiser aussparen. Als besonders tiefen-

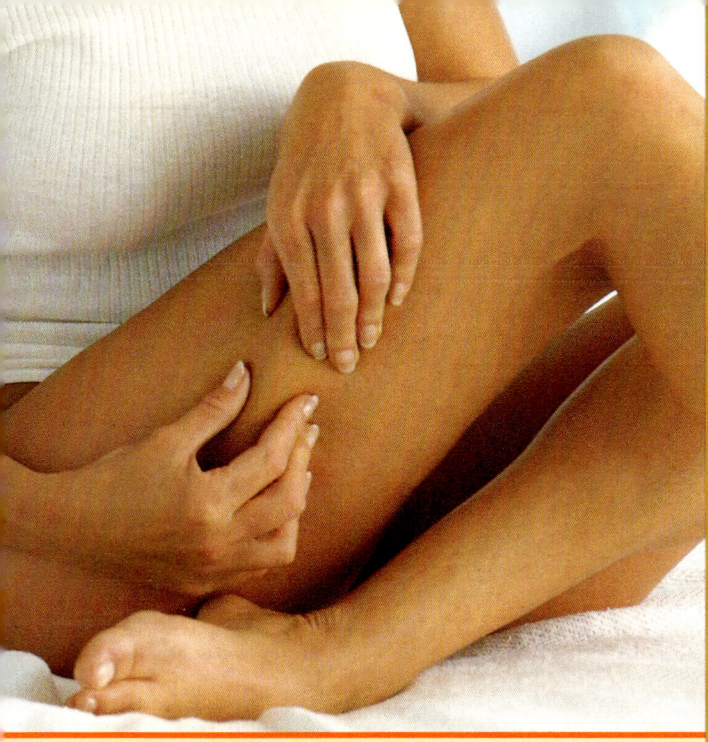

Kneiftest: Drücken Sie die Haut am Oberschenkel zusammen, tritt die Struktur des Bindegewebes zutage.

wirksam gelten Zupfmassagen mit der bloßen Hand: Die Haut Zentimeter für Zentimeter leicht zusammendrücken und kurz nach oben ziehen.

Wechselduschen sind nicht nur ein idealer Muntermacher, sondern straffen auch das Gewebe. Erst 1 bis 3 Minuten warm duschen, dann 10 bis 30 Sekunden eiskalt abspritzen. Dreimal hintereinander. Mit einem kalten Strahl aufhören.

Aromawickel sind die Turboformel für straffe Haut. Wärme, Kräuter und Druck mobilisieren die Durchblutung und den Fettstoffwechsel. Angestaute Gewebeflüssigkeit kann schneller abfließen. Das Anti-Cellulite-Öl aus verschiedenen Aromaölen (siehe Seite 15) mischen und gründlich in die Problemzonen einmassieren. Anschließend die Partien mit mehreren Lagen transparenter Haushaltsfolie umwickeln. 45 bis 60 Minuten unter einer warmen Decke entspannen.

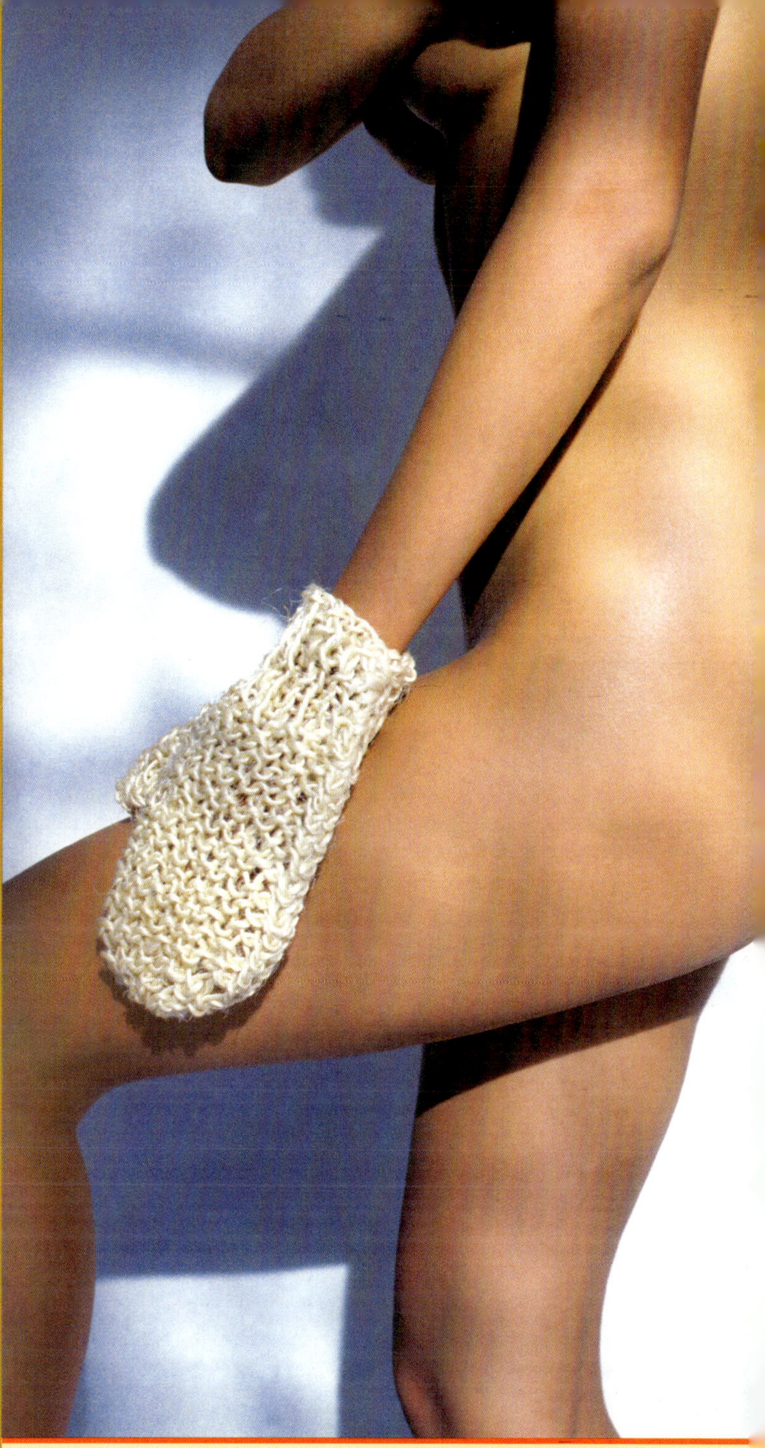

Mit regelmäßigen Massagen sorgen Sie für eine bessere Durchblutung der Haut an den Problemzonen.

Schlanke Taille, flacher Bauch

Eins vorweg: Der Waschbrettbauch ist von der Natur nicht vorgesehen. Im Gegenteil: Etwas Bauch ist ganz natürlich. Selbst schlanke Frauen haben die Neigung dazu.

Die lustvolle Mitte

Darin zeigt sich der Unterschied der Geschlechter: Der weibliche Bauch ist im unteren Teil rundlicher. Auch der Abstand zwischen Nabel und Genitalien ist größer als beim Mann. Und: Der weibliche Nabel liegt in einer etwas tieferen Grube. Eigentlich genau der richtige Sitz von Gefühlen. Übrigens eine uralte Vorstellung: Man muss nur an den Bauchtanz denken, der schon im alten Ägypten aufgeführt wurde. Wie viel der Bauch auch heute noch mit Emotionen zu tun hat, zeigt schon unsere Sprache: Wir haben „Schmetterlinge im Bauch", wenn wir verliebt sind. So manche Entscheidung treffen wir „aus dem Bauch heraus". Bestimmte Dinge bereiten uns „Bauchschmerzen". Gefühle brauchen Raum. In einem harten „Waschbrett" fänden sie keinen Platz. Ein kleiner Bauch dagegen ist feminin. Die Betonung liegt auf klein. Der Bauch einer Frau ist Veranlagung, aber auch eine Frage der Pflege.

STREICHELN MACHT SCHLANK

Bei übermäßiger Kalorienzufuhr setzt der Bauch als Erstes Fett an. Er beherbergt viele der so genannten Alpha-Fettzellen, die besonders groß und „gefräßig" sind. Haben die „Alphas" erst mal an Volumen zugelegt, kriegt man sie nicht mehr so leicht zum Schrumpfen. Unterstützt wird diese Hartnäckigkeit noch dadurch, dass Frauen ihre Bauchmuskulatur in der Regel eher sparsam beanspruchen. Außerdem ist das weibliche Bindegewebe am Bauch von Natur aus extrem dehnbar. Das ist sinnvoll im Fall einer Schwangerschaft. Sonst ist es eher lästig und eine gute Gelegenheit für Cellulite, sich hier breit zu machen. Deshalb sollten Sie frühzeitig den Alpha-Zellen Einhalt gebieten und für ein festes Gewebe sorgen.

Zum Beispiel morgens vor dem Frühstück drei Minuten im Uhrzeigersinn rund um den Nabel massieren, das wirkt entschlackend und beschleunigt den Abbau von Fettdepots.

Als morgendliches Zusatzprogramm eignen sich warm-kalte Wechselduschen (siehe Seite 17). Die thermischen Reize, die der Wechsel zwischen kalt und warm auf das Gewebe ausübt, sind unschlagbar. Sie bringen mehr Festigkeit und Elastizität.

IN FORM KNETEN

Gezielte Knet-Zupf-Massagen sind besonders intensiv und führen noch schneller zum Ziel. Das Bindegewebe erhält neue Spannkraft, der Bauch wird fester. So geht's: Beide Hände auf den Bauch legen und damit kleine Kreise um den Nabel beschreiben. Damit ist der Stoffwechsel bald auf Touren. Jetzt mit der rechten Hand waagrecht in den Bauch greifen und das Röllchen, das sich außerhalb der Hand bildet, mit der anderen Hand ausstreichen. Dann das Gleiche mit links. Auf diese Weise den ganzen Bauch durchkneten. Zum Schluss wird die Bauchdecke leicht mit den Fingerspitzen hochgezupft. Das fördert die Hautfestigkeit. Voraussetzung: Sie müssen täglich mindestens fünf Minuten für die Bauchmassage investieren.

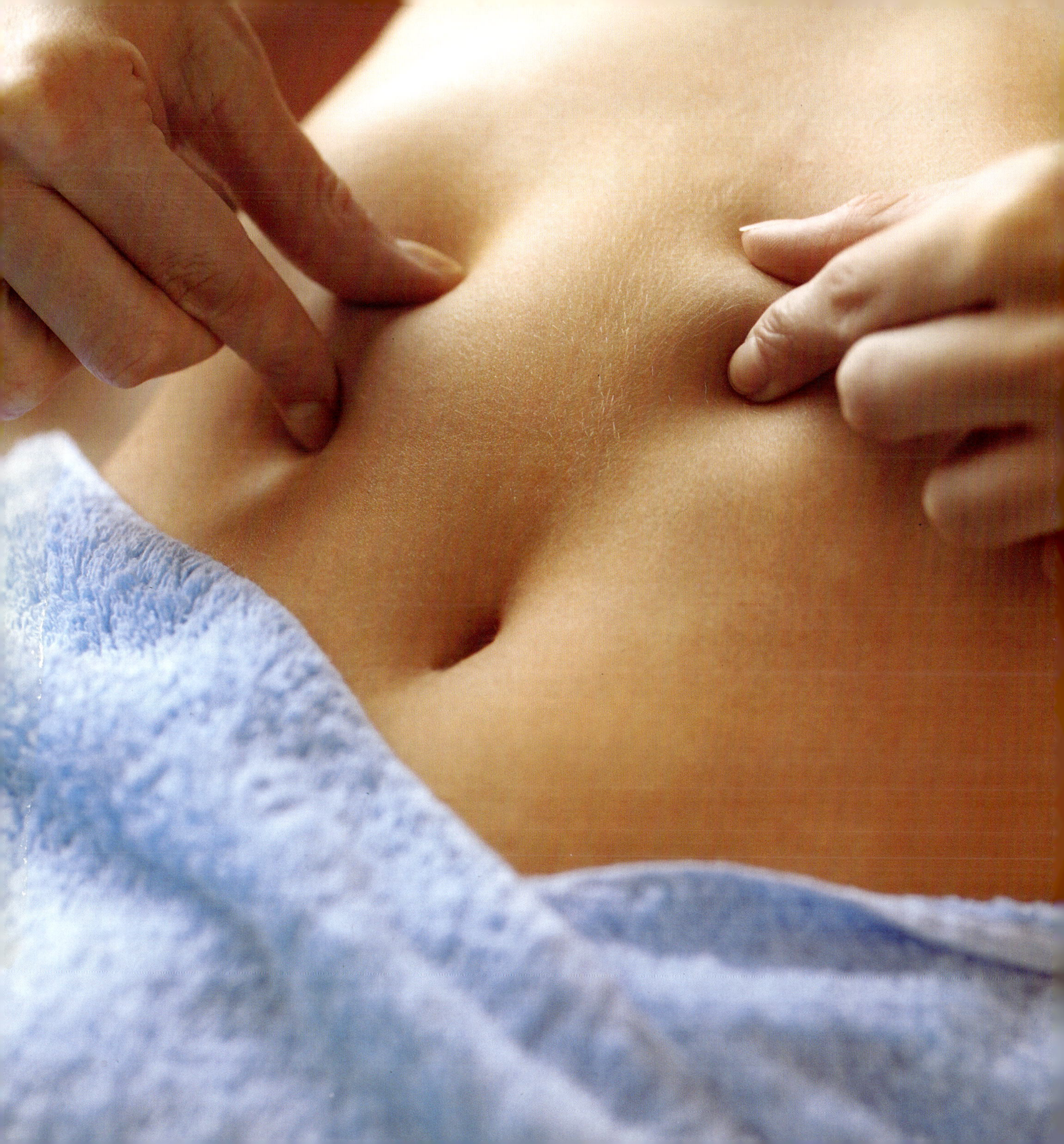

Auf dem Weg zur schlanken Mitte

TIPP

7 Flachbauchtricks

- Den Morgen mit einer **Verdauungsmassage** beginnen: Noch im Bett den Bauch seitlich vom Nabel mit den Fingerkuppen unter leichtem Druck massieren. Kreisend im Uhrzeigersinn, etwa 20 Sekunden lang.
- Ein morgendlicher **Heilerde-Drink** bringt den Fettstoffwechsel auf Trab.
- Angenehm und effektiv zugleich ist eine Massage der **Fußreflexzonen**. Der Darmpunkt befindet sich im unteren Drittel des Fußes. Man findet ihn, wenn man von der Fußmitte aus in Richtung Fußinnenkante wandert. Mehrmals täglich den Reflexpunkt mit dem Daumen 10 bis 15 Minuten lang drücken. Erst leicht, dann allmählich den Druck steigern.
- Von **blauen Tellern** essen, das macht schneller satt. Blau beruhigt außerdem und fördert langsames Essen. Gründlich kauen nicht vergessen.
- Ägyptisches **Schwarzkümmelöl** (Kapseln oder flüssig) hilft gegen Völlegefühl und Blähungen.
- **Rohkost** nur bis 17 Uhr essen. Danach streikt der Darm und lässt das Grünzeug bis zum nächsten Morgen liegen.
- **Bauchtanz:** Nichts trainiert die Taillenmuskulatur so intensiv. Der Bauch wird von innen massiert, die Beckenmuskulatur kräftig durchblutet. Schafft ein völlig neues Körperbewusstsein. Fitness- und Tanzstudios bieten Kurse an.

Entdecken Sie straffende Maßnahmen aus Cremetopf und Steckdose. Und was außerdem den Bauch schön flach macht.

Pflegehits

Wirkungsvolle Unterstützung für eine schlanke Mitte bringen straffende Körpercremes und -lotionen. In erster Linie spenden sie der Haut Feuchtigkeit und regen die Mikrozirkulation in den Blutgefäßen an. Dadurch verbessern sich Struktur und Elastizität der Haut. Eigens für die Bauchregion konzipierte Produkte können noch etwas mehr. Durch ihre den Stoffwechsel anregenden Inhaltsstoffe wie Koffein und Algenderivate unterstützen sie den Abbau der Fettpölsterchen. Eines jedoch haben alle Cremes gemeinsam: Sie wirken nur, wenn man sie regelmäßig anwendet.

BAUCHTRAINER AUS DER STECKDOSE

„No Sports"-Verfechter können aufatmen. Fettpölsterchen lassen sich gemütlich zu Hause abbauen: mit einem elektrischen „Muskelturner". Einfach die verkabelten Kontaktscheiben mit Bandagen an den Problemzonen befestigen und das Gerät an die Steckdose anschließen. Und schon werden auf Knopfdruck die Bauchmuskeln trainiert. Allerdings verschwinden auch damit die Pölsterchen nicht über Nacht, sondern nur in Kombination mit gezielter Ernährung und bei regelmäßiger Anwendung des Geräts.

KAMPF DEM BLÄHBAUCH

Nicht immer ist zu viel Fett die Ursache für einen zu runden Bauch. Zu schweres Essen ist oft daran schuld, wenn der Bauchraum sich aufbläht. Menschen, die zu schnell essen oder sprechen, schlucken so viel Luft mit, dass die Magenblase sich dick macht. Auch wenn man zu wenig getrunken hat, spielt die Verdauung verrückt. Zwei Liter Wasser, über den Tag verteilt in kleinen Schlucken getrunken, helfen ihr wieder auf die Sprünge. Bewährt hat sich auch der Ayurveda-Fitmacher aus Indien: morgens eine Tasse warmes Wasser auf nüchternen Magen trinken. Soforthilfe gegen die aufgeblähte Mitte: eine Heilerdepackung mit Hamamelisöl anrühren und auflegen. Das beruhigt und regt die Verdauung an. Fenchel-, Anis- oder Kümmeltee trinken, nicht zu heiß und in kleinen Schlucken. Hände weg von gastreibenden Speisen wie Hülsenfrüchten, Kohl und Zwiebeln.

BAUCH REIN, BRUST RAUS

Zu guter Letzt: Alle Streicheleinheiten helfen wenig, wenn die Körperhaltung nicht stimmt. Egal ob kleines Bäuchlein oder Bauch – wer ständig in sich zusammensinkt und mit hängenden Schultern durch die Gegend läuft, macht nie eine gute Figur. Beim Gehen, Stehen und Sitzen auf eine aufrechte Körperhaltung zu achten lohnt sich. Der Bauch erscheint sofort flacher, wenn man die Wirbelsäule streckt. Also Kopf hoch (das Kinn dabei senken), Brust raus, die Schultern locker fallen lassen. Po und Bauchmuskeln sind angespannt. Darüber das Atmen nicht vergessen! Hört sich alles ziemlich kompliziert an. Ist es aber nicht. Mit etwas Übung ist die aufrechte Haltung bald in Fleisch und Blut übergegangen. Am besten proben Sie erst mal allein zu Hause vor dem Spiegel.

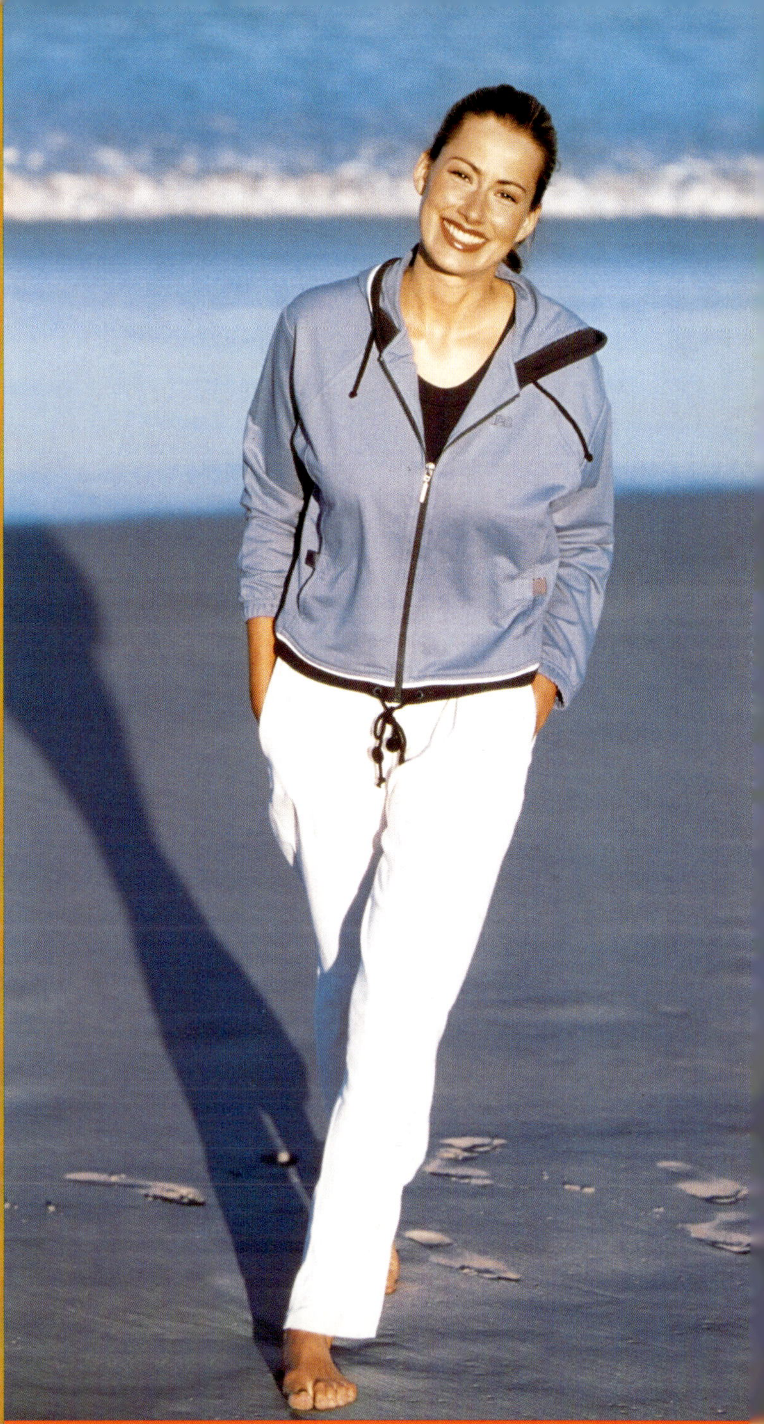

Achten Sie auf eine aufrechte Körperhaltung! Das trainiert den Bauch und hebt das Selbstbewusstsein.

Apropos Po

Apfel oder Birne, flach oder rund – die Grundform Ihres Pos ist genetisch vorprogrammiert. Das gilt auch für die Beschaffenheit des Bindegewebes. Doch mit einem Intensivprogramm kommt jede Kehrseite knackig zur Geltung.

Kehrseite mit Pflegeanspruch

Schon von Natur aus ist der Po ein Problemfall. Er ist reichlich mit Fettgewebe ausgestattet, das noch dazu schlechter durchblutet ist als bei den anderen Körperteilen. Sein Bindegewebe ist weich und durch die parallel verlaufenden Stützfasern extrem dehnbar. Unter der mehr oder weniger dicken Fettschicht liegt der größte Muskel des Körpers, auf dem wir es uns nur allzu gerne bequem machen. Werden die Fettzellen zu gut gefüttert, ist es deshalb kein Wunder, wenn sich Cellulite zuerst am Po breit macht. Auch Dehnungsstreifen finden hier ein breites Spielfeld. Die silbrig schimmernden Streifen entstehen immer dann, wenn die kollagenen und elastischen Gewebefasern durch plötzliche Gewichtszunahme oder Hormonschwankungen überdehnt werden. Soll die Kehrseite zum Kurvenstar werden, warten Sie nicht ab, bis sie erste Ermüdungserscheinungen zeigt!

POWER-PO-STRATEGIE

Hier hilft nur ein straffes Konzept. Mit einer Bürstenmassage am Morgen kommt die Durchblutung in Fahrt. Jede Poseite mindestens drei Minuten lang mit einem Sisalhandschuh in kleinen Kreisen kräftig durchwalken. Täglich einmal, beispielsweise abends, eine vorbeugende Orangenhautmassage durchführen: Zeige- und Mittelfinger werden quer unter den Po gelegt. Mit Druck die Finger entlang der Pofalte nach oben streichen. Dann zurück zum Ausgangspunkt und direkt daneben den Griff neu ansetzen. Den gesamten Po Bahn für Bahn ausstreichen.

Das sollte zur Gewohnheit werden: Jeden Duschvorgang immer mit einem kalten Schauer auf dem Po abschließen. Das lässt die Fettzellen regelrecht zittern.

Als Formexperten bieten sich jede Menge straffende Cremes an (siehe Seite 24/25). Wunder vollbringen sie nicht, aber sie enthalten Wirkstoffe wie Algen, Koffein und Ginkgo, die das Gewebe festigen und es den Fettzellen ungemütlich machen.

NATÜRLICHE STRAFFMACHER

Ein Natur-Peeling mit Meersalz erweckt den trägen Hautstoffwechsel zum Leben und entstaut verschlacktes Gewebe. Zugleich schmirgelt es die Haut wunderbar zart und glatt. Salz-Peelings gibt es fertig zu kaufen, sie lassen sich aber auch selbst mixen. Rezept: Zwei Tassen Meersalz mit 1/4 Tasse warmem Wasser und einer Tasse Olivenöl gut verrühren, in die hohle Hand geben und den Körper von den Füßen aufwärts damit abrubbeln. Den Po besonders intensiv bearbeiten, anschließend abduschen.

Stars wie Madonna und Sharon Stone schwören auf Weizengrassaft aus dem Reformhaus. Er ist reich an Vitamin E und Selen. Täglich ein Glas trinken, das strafft den Body.

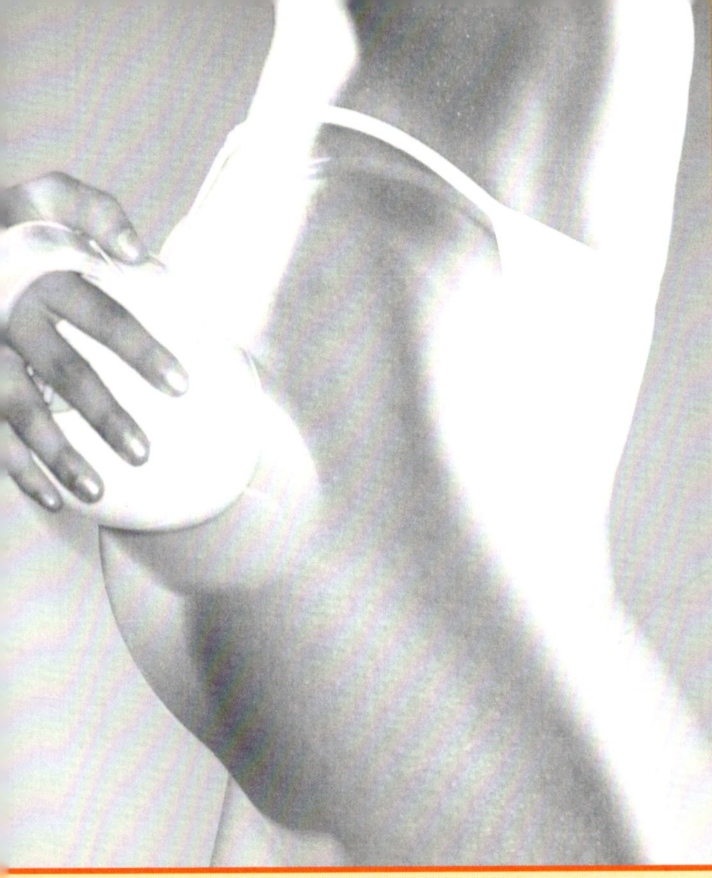

Bringen Sie den Fettstoffwechsel in der Problemzone Po durch eine Bürstenmassage in Schwung.

DIE FÜNF PO-SÜNDEN

➤ UV-Strahlen sind der ärgste Feind des Bindegewebes. Exzessive Sonnenbäder lassen die Haut am Po faltig werden.

➤ Nikotin lässt massenweise freie Radikale entstehen. Dem Körper wird wichtiges Vitamin C entzogen, das am Aufbau der kollagenen Fasern im Bindegewebe beteiligt ist.

➤ Salz bindet Wasser. Wer ständig zu salzig isst, riskiert, dass das Bindegewebe locker wird.

➤ Häufige Crash-Diäten fördern den Jo-Jo-Effekt. Das Auf und Ab der Pfunde überdehnt die Fasern des Pogewebes.

➤ Wer gern auf weichen Sesseln sitzt, macht den Po zum „Weichei". Harte Sitzgelegenheiten bieten ihm Widerstand.

INFO

Zum Schmunzeln: Po-Typologie

➤ **Der Knackpo:**
Die meisten Frauen wünschen sich ihn. Klein, fest und straff soll der Po sein. Die Glückliche, die die Natur damit verwöhnt hat, gilt als sehr aktiv und emotional. Sie lässt sich stark von ihren Gefühlen leiten.

➤ **Der Apfelpo:**
Bei seinem Anblick werden viele Männer schwach. Er ist prall, wohl gerundet und nicht zu klein. Kurvenstar Marilyn Monroe hatte ihn. Der Apfelpo verrät die Genießerin. Er signalisiert: Ich bin sexy und genieße die schönen Seiten des Lebens.

➤ **Der Birnenpo:**
Typisch ist seine Betonung nach unten. Dabei ist er fest und knackig. Frauen mit Birnenpo sagt man nach, dass sie mit beiden Beinen im Leben stehen. Sie sind praktisch veranlagt.

➤ **Der Flachpo:**
Ihn findet man an Frauen mit androgyner, knabenhafter Figur. Auch der übrige Körper ist kurvenlos und flach. Diese Merkmale werden mit einem introvertierten Charakter in Verbindung gebracht. Echte Sensibelchen.

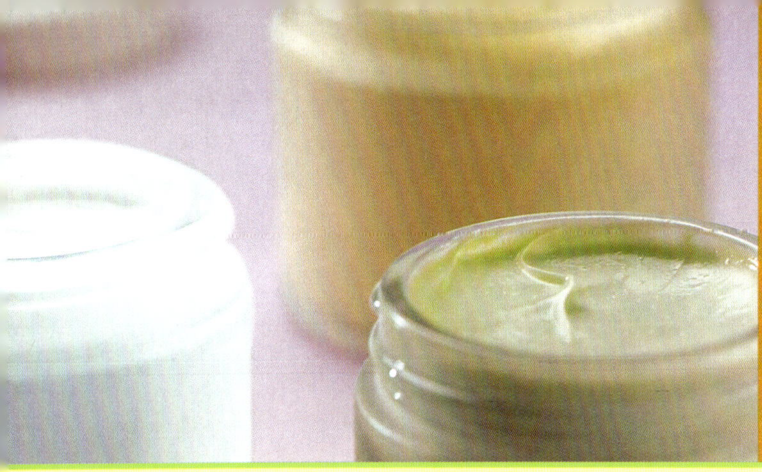

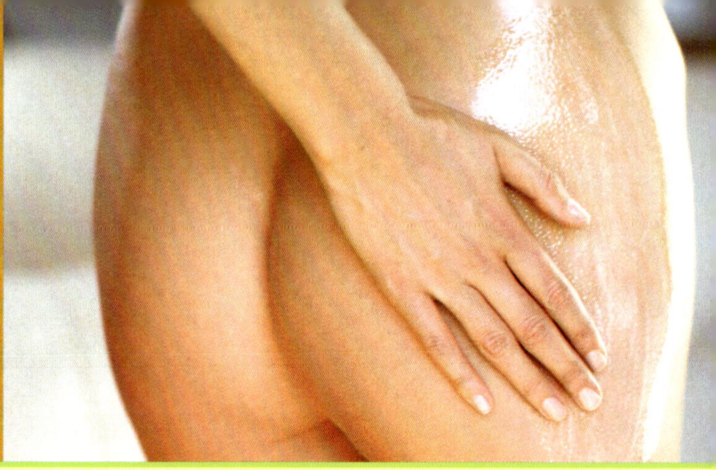

Rein ins Creme-Vergnügen!

Pölsterchen einfach wegcremen? Schön wär's. Doch so ein Wundermittel gibt es nicht. Ganz umsonst ist der Aufwand regelmäßigen Cremens allerdings auch nicht. Mit den neuen pflegenden Wirkstoffcremes und ein bisschen Disziplin lässt sich durchaus etwas an der Figur verbessern.

Anti-Cellulite-Produkte

Anti-Cellulite-Produkte werden in den verschiedensten Zubereitungsformen angeboten: als Cremes, Lotionen, Gele und Öle, als Ampullen und Sprays.

Cremes müssen kräftig einmassiert werden, damit das Gewebe gut durchblutet wird und die Wirksubstanzen tief eindringen. So genannte Thermocremes enthalten Substanzen wie Nikotinsäure, die die Haut rötet und erwärmt. Dadurch kommt es zu einer starken Erweiterung der Blutgefäße. Wasser und Schlackenstoffe sollen noch besser abgebaut werden. Vorsicht ist bei Neigung zu Krampfadern und Besenreisern geboten.

Lotionen sind dünnflüssiger und enthalten weniger Fett. Sie trocknen rasch und hinterlassen keinen Film auf der Haut. Viele werden einfach aufgesprüht.

Gele sind durch ihren Frischeeffekt besonders angenehm. Sie müssen nicht einmassiert werden und ziehen sofort ein.

Öle sind bei bestimmten Arten von Elektromassagegeräten als hautschonendes Gleitmittel erforderlich.

WAS KÖNNEN SIE?

Generell arbeiten all diese Produkte nach der gleichen Methode: Sie glätten, entschlacken und straffen. Genauer gesagt, sie sollen

- den Lymphfluss beschleunigen, damit Schlacken und Schadstoffe sowie überflüssige Fett- und Wasseransammlungen schneller abtransportiert und ausgeschieden werden.
- den Zellstoffwechsel ankurbeln, unter anderem um die Kollagen-Produktion zu beschleunigen. Die Kollagen-Fasern sind sehr stabil und festigen das Bindegewebe.
- die Durchblutung anregen, weil gut durchblutetes Gewebe besser ernährt und entschlackt wird.
- den Fettstoffwechsel unterstützen, damit sich die kugelig aufgeblähten Fettzellen im cellulitischen Gewebe schneller entlee-

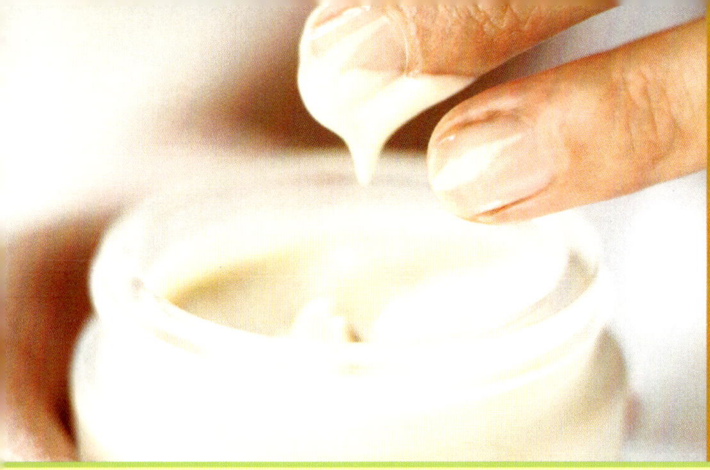

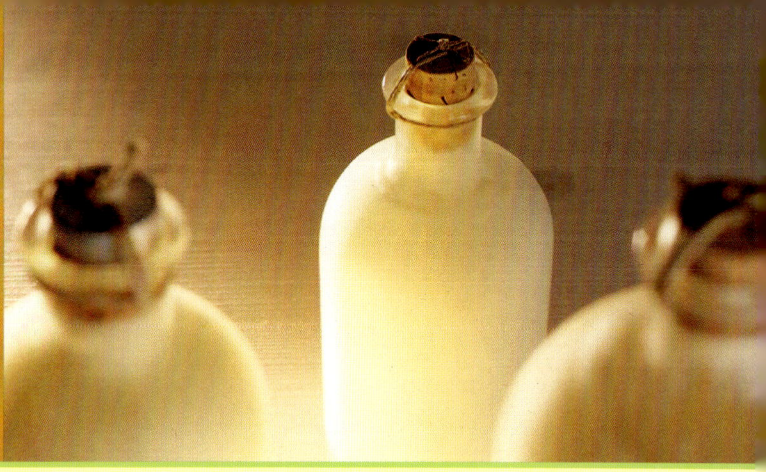

ren. Ein anderes Wirkprinzip besteht darin, den Speichermechanismus der Fettzellen zu blockieren.
Über die Wirksamkeit sagt der Produkttyp nichts aus. Vielmehr ist es so, dass jeder Wirkstoff bestimmte Trägersubstanzen braucht, um sich optimal entfalten zu können. Außerdem soll das Mittel einfach in der Anwendung sein, wenig Zeit und Mühe kosten und den Geldbeutel nicht allzu sehr strapazieren.

WELCHE WIRKSTOFFE SIND ENTHALTEN?

Moderne Anti-Cellulite-Cremes setzen auf immer ausgeklügeltere Wirkmechanismen, um die verwendeten Substanzen tief in die Haut zu schleusen. Die neueste Generation bilden die so genannten Rezeptorenblocker. Sie versuchen direkt in den Stoffwechselprozess der Fettzellen einzugreifen, der von Rezeptoren gesteuert wird. Trotzdem bedient sich auch die High-Tech-Kosmetik mit Vorliebe in der Natur. Zu den bewährten Klassikern unter den pflanzlichen Wirksubstanzen zählen Efeu, Rosskastanie, Ginkgo und Koffein (durchblutungsfördernd) sowie Algen und Schachtelhalm (straffend). Neu hinzugekommen sind:
Theophyllin, ein aus Teeblättern gewonnener Wirkstoff, der die Durchblutung in den ganz feinen Blutgefäßen aktiviert und überschüssiges Wasser aus dem Gewebe zieht.
Guarana, das in den Samen des brasilianischen Guarana-Strauches vorkommt. Es fördert den Zellstoffwechsel und die Produktion einer Hormongruppe (Katecholamine), die die Fettzellen zum Abspecken anregt.
Canghzul, ein Wurzelextrakt, der in der traditionellen chinesischen Medizin häufig eingesetzt wird. Er stimuliert ein Protein, das den Fettabbau beschleunigt.
Adiroba aus den kastanienähnlichen Früchten eines brasilianischen Baumes. Es blockiert ein Enzym, das die Fettspeicherung in den Zellen begünstigt.
In den meisten Fällen setzen die Hersteller eine Kombination von mehreren Substanzen ein, um größtmögliche Erfolge zu erzielen. Den Cellulite-Killer, der Orangenhaut hundertprozentig glatt bügelt, gibt es allerdings nach wie vor nicht.

WIE OFT WIRD GECREMT?

Die Häufigkeit bringt den Erfolg. Einmal täglich cremen ist das Minimum, noch besser morgens und abends. Empfohlen wird die Anwendung nach der Dusche oder einer Massage, weil das Gewebe dann gut durchblutet und besonders aufnahmebereit für die Wirkstoffe ist. Entscheidend ist nicht, große Mengen aufzutragen, sondern sorgfältig und vor allem regelmäßig zu cremen. Durchhaltevermögen ist Voraussetzung für einen dauerhaften Erfolg. Wer eine wochenlange Pause einlegt, setzt bereits erreichte Ergebnisse aufs Spiel. Die Wirkung lässt nach, und der alte Zustand hat sich bald wieder eingestellt. Dann heißt es von vorn beginnen. Also: Disziplin lohnt sich.

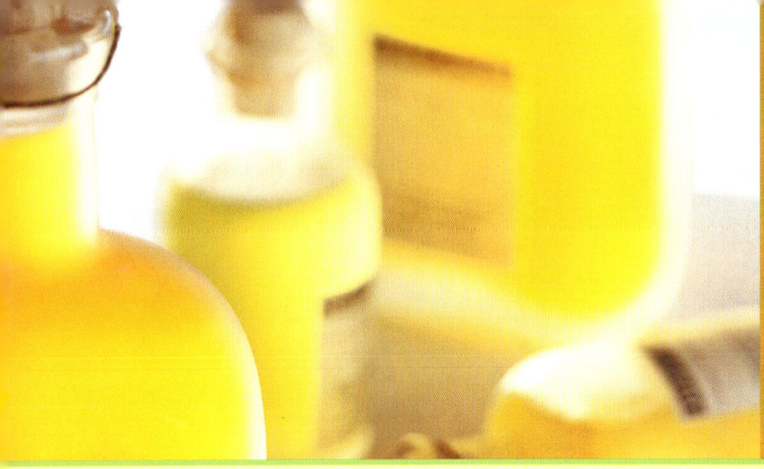

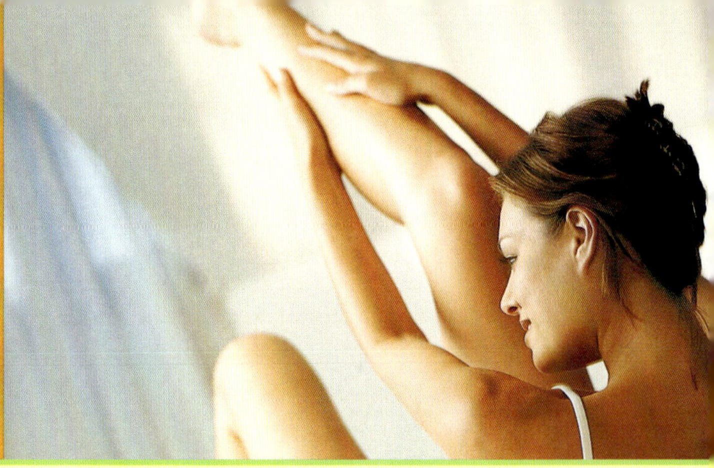

Basics

Öl macht mobil

Körperöle sind echte Multitalente, denn sie halten die Haut jung und stimulieren alle Sinne. Aber: Öl ist nicht gleich Öl. Es gibt sie pflanzlichen oder mineralischen Ursprungs sowie als moderne High-Tech-Mischungen aus dem Labor.

Sanft und pflegend

Öl tut der Haut doppelt gut. Es schützt sie durch seinen hohen Fettanteil und macht sie zudem rosig und glatt. Im Vergleich mit einer Körperlotion verbucht es sogar eindeutige Pluspunkte: Der Fettfilm ist dichter und geschlossener und verhütet ein übermäßiges Verdunsten von Hautfeuchtigkeit.
Reine Pflanzenöle aus Samen, Blüten, Früchten, Kernen oder Wurzeln enthalten viele hochwirksame Substanzen wie die Hautschutzvitamine A und E, außerdem pflanzliche Hormone. Speziell diese so genannten Phytohormone werden von den Wissenschaftlern für wahre Power-Pakete gehalten.
Natur pur findet man häufig bei den Körperölen. Solche Öle sind zwar extrem hautfreundlich, haben aber Nachteile in der Anwendung: Durch ihre dickflüssige Konsistenz lassen sie sich nicht so gut auftragen, und die Haut fühlt sich leicht klebrig an. Die mineralischen Öle werden aus Erdöl, Kohle, Holz oder Torf gewonnen. Sie ziehen kaum in die Haut ein, sondern bilden an der Hautoberfläche einen mehr oder weniger geschlossenen Film. Genau deshalb sind sie ideal zum Massieren, weil die Hände gut darauf gleiten. Für die Körperpflege sind sie nicht geeignet. Da ist der Mix aus dem Labor der absolute Favorit. Moderne Beauty-Öle werden auf synthetischer Basis hergestellt und mit Pflanzenölen gemischt, allerdings ohne deren Nachteile. Der Trick: Man entzieht ihnen die Inhaltsstoffe, die sie schwer und klebrig machen. Dadurch erhält man ein leichtes, dünnflüssiges Öl, das gut einzieht und kaum ranzig werden kann.

ÖL FÜR ALLE FÄLLE

Besonders beliebt für die Körperpflege sind Trockenöle. Es sind besonders leichte Öle im Sprühflakon. Durch eine spezielle Verarbeitungstechnik werden alle fetten Substanzen aus dem Öl extrahiert. Nur die trockenen, pflegenden Anteile bleiben erhal-

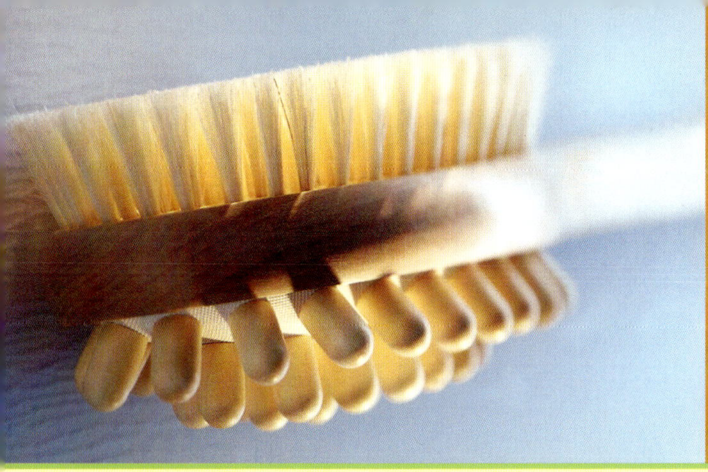

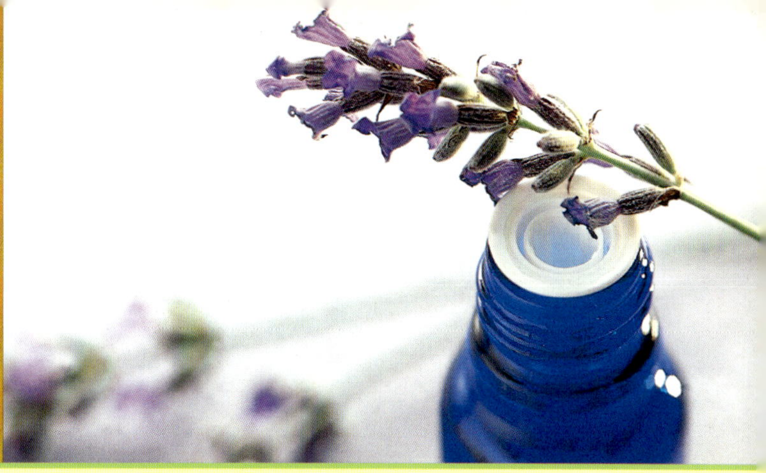

ten. Trockenöle eignen sich deshalb auch für eine eher fettige Haut mit Unreinheiten, die Öl sonst eher schlecht verträgt.
Nach Bad oder Dusche sind reichhaltigere Körperöle am wirksamsten: Die Haut nur leicht abtrocknen und dann das pflanzliche Wunderelixier einmassieren. Pure Öle ohne Zusätze (Avocado, Soja) haben sich zur Vorbeugung gegen Dehnungsstreifen bewährt. Auch die Problemzonen bekommen ihr Fett weg: Zu den festigenden und straffenden Körperölen zählen Haselnuss-, Macadamia- und Weizenkeimöl.
Ölbäder pflegen die Haut bereits in der Wanne. Sie sind meist eine Mischung, die aus 75 bis 85 Prozent pflanzlichen und mineralischen Ölen besteht. Den Rest bestreiten waschaktive Substanzen (Tenside) und Duftstoffe oder Aromaöle.

DIE WICHTIGSTEN PFLANZENÖLE

Avocadoöl aus dem Fruchtfleisch der Avocado ist reich an den hautglättenden Vitaminen A, B, D und E. Es verfügt über einen hohen Anteil an Linolsäure, die vom Körper nicht selbst produziert werden kann, aber für die Rückfettung der Haut wichtig ist.
Jojobaöl aus den Samen des mexikanischen Jojobastrauchs ist eigentlich gar kein Öl, sondern ein Wachs. Extrem hautverträglich, dringt es schnell und tief ein.
Sojaöl, das aus der Sojabohne gewonnen wird, ist bekannt als optimaler Feuchtigkeitsspender. Es verbessert die Hautelastizität durch Vitamin E und Linolsäure.
Traubenkernöl aus Weintraubenkernen ist besonders dünnflüssig. Eignet sich deshalb gut für empfindliche und fette Haut.
Weizenkeimöl aus Weizenkeimen duftet frisch und gilt als Vitaminspender (besonders Vitamin E). Verfeinert das Hautbild, pflegt trockene und strapazierte Haut.

AROMAÖLE FÜR DIE SINNE

Aromaöle enthalten kein Fett. Bei ihnen handelt es sich um schnell verdunstende Aromastoffe. Das Besondere an diesen ätherischen Ölen: Sie dringen nicht nur schnell in die Haut ein, sondern werden auch über die Nase aufgenommen. So gelangen sie auf direktem Weg ins Gehirn, genauer: ins Limbische System, die Steuerzentrale der Gefühle. Und die können sie beeinflussen. Darauf baut die Aromatherapie auf. Ursprünglich war sie eine alternative Methode zur Behandlung von Krankheiten. Doch auch im Alltag kann man diese duftenden Substanzen bedenkenlos nutzen – für Massagen, bei Stress oder Müdigkeit, gegen Erkältungen und schlechte Laune.
Wichtig: Ätherische Öle nie direkt und unverdünnt mit der Haut in Kontakt bringen. Das könnte zu Reizreaktionen führen. Hautverträglich werden Aromaöle, indem man sie mit einem Trägeröl mischt. Geeignet sind alle fetten Basisöle wie Avocado-, Jojoba- oder Mandelöl. Gehen Sie mit ätherischen Ölen sparsam um! Für ein Körperöl genügen 10 bis 20 Tropfen auf 50 Milliliter Trägeröl. Für ein Vollbad reichen drei bis fünf Tropfen.

Tauchen Sie ein!

Bäder sind ein sinnliches Verwöhnprogramm. In der wohligen Wärme des Wassers können die Gedanken frei fließen. Das Tolle daran: So ganz nebenbei tun Sie etwas zur Hautstraffung. Ideal sind Bäder auch nach dem Sport, um die Muskulatur zu entspannen.

Lust auf die Wanne?

Um sauber zu werden, kann man sich unter die Dusche stellen. Baden heißt mehr: relaxen, seinen Gedanken nachhängen und Kraft schöpfen. Der Wellness-Aspekt steht hier im Vordergrund. Er ist hauptsächlich dem Wasser zu verdanken: Durch seine Temperatur und den Druck auf die Haut übt es heilsame Reize auf deren Nerven aus. Ein warmes Vollbad entspannt und beruhigt, es lockert körperliche und seelische Verspannungen. Beim faulen Dösen in der Wanne profitieren Haut und Figur. In der Wärme des Wassers öffnen sich die Poren, und die Wirkstoffe aus den Badezusätzen dringen ungehindert in die Haut ein. Allerdings sollte das Wasser nicht zu heiß sein. Das fördert zwar die Durchblutung, dehnt aber zugleich das Bindegewebe aus. Die ideale Badetemperatur liegt zwischen 36 und 38 °C. Nicht länger als 20 Minuten in der Wanne bleiben, sonst bringt das Wasser die Haut übermäßig zum Aufquellen und trocknet sie aus. Nach dem Baden kühl duschen, um die Hautporen wieder zu schließen. Die Haut nur leicht mit dem Handtuch trockentupfen und dann gut zugedeckt im Bett nachschwitzen.

THALASSOBAD

Algenwirkstoffe bringen einen Hauch von Strand und Meer ins Badezimmer. Und noch dazu sind sie die absoluten Straffungsspezialisten fürs Bindegewebe. Sie enthalten jede Menge Mineralien, Spurenelemente und Vitamine, die die Problemzonen entstauen und dem Stoffwechsel einen totalen Kick verpassen. Modernste Verarbeitungsmethoden garantieren, dass die mikropulverisierten Algen nichts von ihrer Wirksamkeit eingebüßt haben, wenn man sie ins Badewasser kippt. Ein Trick, um die Algen-Power noch zu erhöhen: die kritischen Körperzonen unmittelbar vor dem Baden mit einem Algengel kräftig massieren. Beste Badetemperatur: 38 °C.

AROMA-KRÄUTER-BAD

Brombeeren, Lavendel und Honig – eine Kombination, die nicht nur die Sinne betört. Sie ist eine bewährte Anti-Cellulite-Kombination. Brombeerblätter und Lavendelöl sorgen für einen regelrechten Durchblutungsschub. Der Zucker im Honig bindet Feuchtigkeit in der Oberhaut und polstert sie dadurch etwas auf. Im Badewasser gelöst, bringen die aromatischen Wirkstoffe den Körper gehörig ins Schwitzen. Schlacken fließen leichter aus dem Gewebe ab, es wird straffer. Zuerst den Sud herstellen: 100 Gramm Brombeerblätter mit 1/2 Tasse heißem Wasser überbrühen und zehn Minuten ziehen lassen, dann abseihen. Den Sud zusammen mit einem Teelöffel Honig und 20 Tropfen Lavendelöl ins 37 °C warme Wasser schütten. 15 Minuten in die Badewanne legen. Anschließend die Haut gut trockentupfen und sofort unter die warme Bettdecke. Auf diese Weise erhöht sich der Schwitzeffekt.

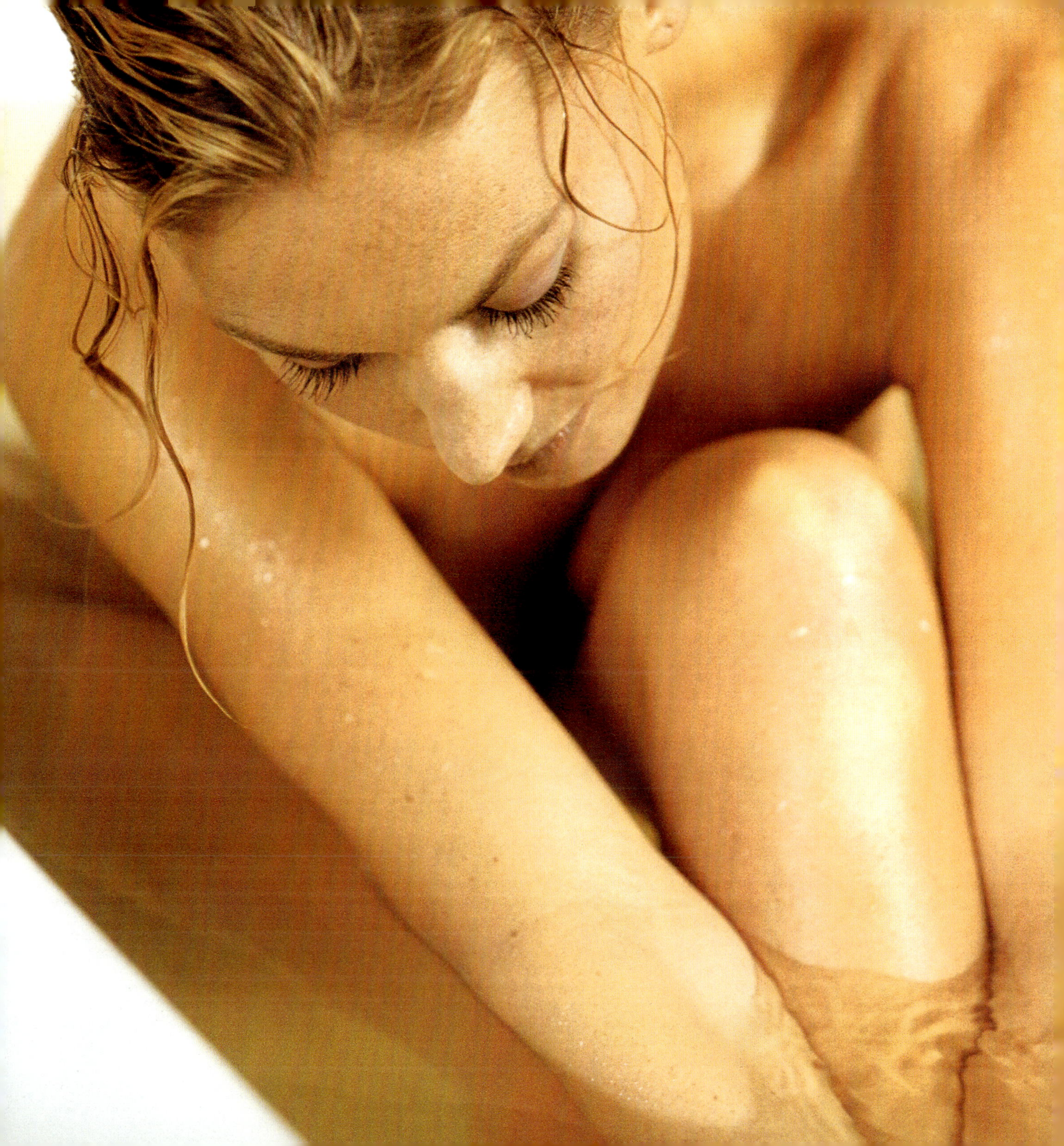

Tolle Massagen – lassen Sie sich streicheln!

Sicher die schönste Art, eine glatte und straffe Haut zu bekommen: sich streicheln lassen. Massagen sind der ultimative Gesundheits- und Wohlfühltrend. Viele Methoden stammen aus Fernost.

Massagen machen glücklich

Unser sensibelstes Sinnesorgan ist die Haut. Sie fühlt, kann Signale aussenden und empfangen. Diese Macht verleihen ihr fünf Millionen Sinneszellen. Über fein verzweigte Nervenbahnen gelangen die Signale in den ganzen Körper und bis ins Gehirn. Deshalb sind Berührungen so eng mit unserer Gefühlswelt verbunden und beeinflussen unsere Stimmung.

Schwedische Forscher haben das Geheimnis der Massagen durchleuchtet: Neben dem Gesundheitsaspekt bewirken sie, dass im Körper das Hormon Oxytocin freigesetzt wird. Es regt unter anderem die Produktion von Endorphinen an, den körpereigenen Happy-Drogen. Das sorgt für gute Laune!

PIZZICHILLI

Schwerpunkt im über 3000 Jahre alten indischen Ayurveda sind Ganzkörpermassagen mit warmen Kräuterölen auf Sesambasis. Höhepunkt ist dabei das Pizzichilli, auch „königliche Massage“ genannt: Vier Hände massieren den Körper mit sanftem Druck in totaler Harmonie. Solche Synchronmassagen bringen rechte und linke Gehirnhälfte in Einklang, ein Ganzheitsgefühl breitet sich aus. Während der gesamten Behandlungsdauer fließt ein gleichmäßiger, warmer Ölstrahl über die Haut – eine Einladung, in fast meditative Entspannung zu gleiten.

AROMA-MASSAGE

Die Haut spricht auf ätherische Öle besonders gut an. Die Duftmoleküle steigern die Durchblutung und stärken das Bindegewebe. Die richtige Mischung der Aromaöle ist deshalb ein Geheimtipp gegen Cellulite. Aromachologin nennen sich Kosmetikerinnen, die sich auf Aromatherapie spezialisiert haben. Sie setzen bevorzugt eine Mischung aus mindestens zwei Aromaölen bei der Massage ein, um einen Synergie-Effekt zu erzielen. Massiert wird mit klassischen Massagegriffen. Zuerst erwärmen Streichungen die Haut, dann gehen Daumen und Handballen mit Knet- und Walk-Bewegungen in die Tiefe.

LOMI-LOMI

Ursprünglich war die Energiemassage eine Heilzeremonie hawaiischer Schamanen (Kahunas). Sie lösten damit Verspannungen, die sich durch Ängste oder Aggressionen im Körper festgesetzt hatten. Inzwischen ist ein Fest für Körper und Sinne daraus geworden.

Lomi-Lomi hat kein festes Massageschema. Ein oder zwei Therapeuten lassen sich zwei Stunden lang von der Intuition ihrer Hände leiten. Sie kneten den Körper mal sanft, mal kräftig durch. Jeder Muskel zwischen Fußsohle und Schulter wird bearbeitet, die vier „Spannungsecken“ des Körpers, Schultern und Hüften, gerüttelt, gehoben und gedehnt. Zum Abschluss wird man geschaukelt und darf in eine tiefe Entspannung gleiten.

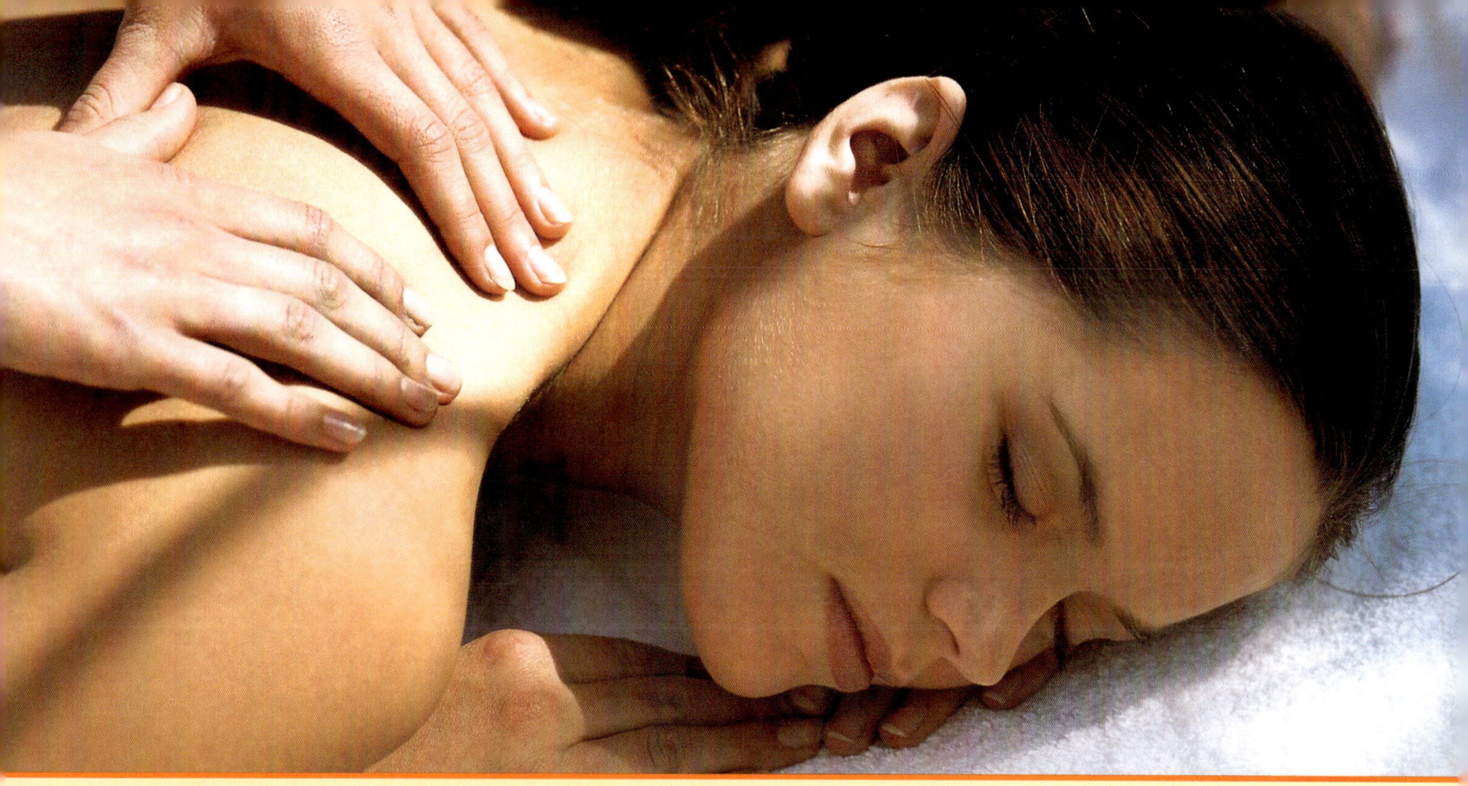

Massagen sind Streicheleinheiten für Körper und Seele, die auch schöne Haut fördern können.

THAI-MASSAGE

Sie ist ungewöhnlich, denn es handelt sich um die einzige Massage, bei der man angezogen bleibt. Sie stammt aus Thailand und setzt sich aus mehreren Elementen zusammen: Shiatsu, Yoga, Meditation und Dehnübungen. Der Masseur turnt auf seinem „Opfer". 90 Minuten arbeitet er mit seinem ganzen Körper. Mit den Ellbogen übt er sanften Druck auf die Energiebahnen (Meridiane) im Körper aus. Sind sie blockiert, kann die Energie nicht frei fließen. Nach fernöstlicher Auffassung ist dies die Ursache für körperliche Störungen. Seine Füße nutzt der Masseur, um die Unterschenkel zu massieren, und mit Hilfe seines eigenen Gewichts dehnt er Arme und Beine. Dabei stimmen Therapeut und Klient die Atmung aufeinander ab. Hoher Wohlfühlfaktor schon nach dem ersten Mal.

LYMPHDRAINAGE

Erfunden hat sie der dänische Arzt Carl Vodder. Angewendet werden darf die sehr wirksame medizinische Massage mit Beauty-Effekt nur von speziell ausgebildeten Kosmetikerinnen und Masseuren. Die sanften Pumpbewegungen konzentrieren sich darauf, das Lymphsystem zu aktivieren. Die milchig weiße Lymphe durchfließt den Körper in Bahnen, ähnlich wie der Blutkreislauf, und ist für den Abtransport von Stoffwechselschlacken zuständig. Stauungen provozieren unter anderem Cellulite und schlaffes Gewebe. Die Behandlung beginnt immer am Hals, weil dort die Mündung des Hauptlymphganges liegt. Geduld für etwa zehn 45-minütige Termine muss man mitbringen, um Verbesserungen zu sehen. Anfangs sollte man sich zwei- bis dreimal wöchentlich massieren lassen, später einmal im Monat.

Profitricks gegen Pölsterchen

90 Prozent aller Frauen haben Probleme mit ihren Problemzonen. Dass die Dellen ziemlich hartnäckig sind, wissen wir. Schneller zum Ziel kommt, wer zur Unterstützung eine Anti-Cellulite-Therapie bei einem Profi bucht. Angeboten werden sie von Kosmetikinstituten und Schönheitsfarmen.

REIZSTROM

Wer will das nicht? Ganz entspannt im Liegen etwas für seine Figur tun? Bei Reizstrombehandlungen werden Elektroden auf die Haut geklebt. Kabel stellen die Verbindung zum Gerät her. Diese persönlichen „Bodystyler" arbeiten mit niederfrequentem Reizstrom, um eine sichtbare, kurze Muskelanspannung auszulösen. Der Muskel turnt, ganz ohne aktive Anspannung. Praktisch, denn diese isometrischen (immer gleichen) Kontraktionen stärken nicht nur die Muskelkraft, auch der Fettstoffwechsel wird angekurbelt. Im Wechsel dazu bewirkt eine länger anhaltende Muskelkontraktion die Aktivierung von Blut- und Lymphkreislauf. Dadurch fließen Wasseransammlungen über die Nieren besser ab. Der Beweis? Ganz einfach: der häufige Gang zur Toilette hinterher. Um einen sicht- und auch messbaren Erfolg zu erreichen, sind etwa zwölf Behandlungen à 45 Minuten bei der Kosmetikerin nötig.

WATERJET

Ideal für Wassernixen. Schönheitsfarmen und Thermalbäder bieten die sanfte Massage aus der Düse an. Während Sie im warmen Pool sitzen, strömt Wasser aus vielen Düsen. Die blubbernden Wasserblasen lösen Verspannungen und steigern die Durchblutung. Das wirkt sich positiv aufs Bindegewebe aus. Die heftigere Variante besteht aus einem harten Wasserstrahl. Sie stehen – der Strahl prasselt aus einem Meter Entfernung auf die Pölsterchen an Bauch, Hüften und Po. Nichts für Leute mit schwachem Kreislauf! Höchsten Effekt erzielen Sie mit einer straffenden Massage nach der Waterjet-Behandlung.

FRI-THALGO

Schon der Name klingt nach Gänsehaut. Die Fri-Thalgo-Methode geht überflüssigen Rundungen mit eiskalten Wickeln an den Speck. Der Kältekick aktiviert die Gefäße, die Fettverbrennung kommt auf Touren. Gleichzeitig schwinden Wasseransammlungen. Die Behandlung im Beauty-Institut beginnt mit einem Körper-Peeling. Danach werden die Problemzonen mit einem Algensud bestrichen und schließlich mit Baumwollbandagen umwickelt. Die haben es in sich. Sie sind in kaltes Wasser und eine Menthol-Kampfer-Algen-Lotion getaucht. Während der Einwirkzeit von 30 Minuten geht die Körpertemperatur um etwa acht Grad zurück. Zum Schluss gibt's noch ein Straffungsgel. Schon nach dem ersten Mal fühlt man sich deutlich leichter.

GLEITWELLEN

Es sieht futuristisch aus, wenn die Beine in der aufblasbaren „Astronautenhose" stecken. Die Gleitwellenmassage funktioniert nach dem Prinzip der Lymphdrainage. Allerdings wird sie

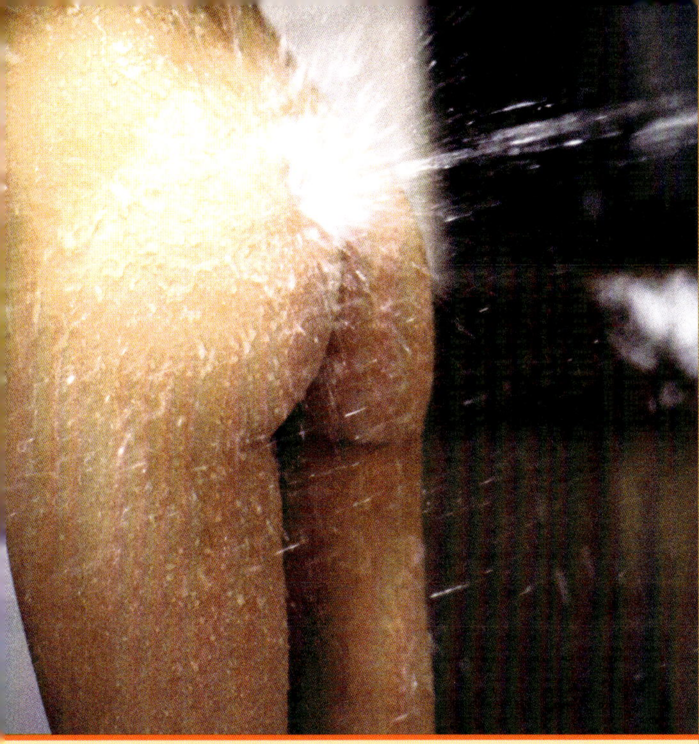

Ideal für alle, die sich mit Wasser in ihrem Element fühlen: die Waterjet-Behandlung.

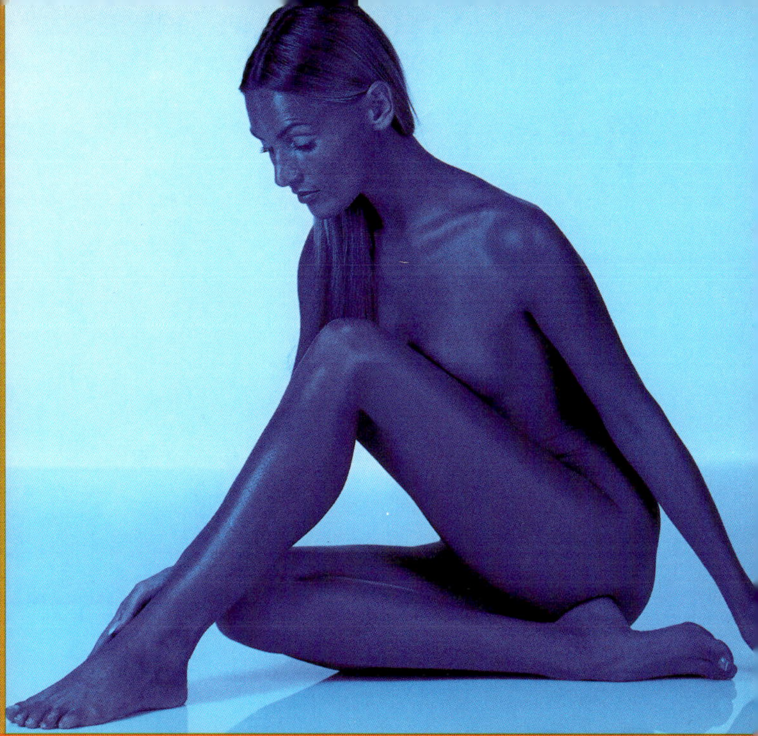

Das Licht bestimmter Wellenlängen – Violett oder Orange – regt den Fettstoffwechsel in der Haut an.

nicht von Hand, sondern mit elektrisch erzeugten Druckwellen ausgeführt. Die aufblasbaren Luftkammern der „Hose“ werden rhythmisch mit Druckluft gefüllt und wieder entleert. Die Druckwellen sollen den Lymphfluss aktivieren und das Gewebe entstauen. Nachteil: Der Erfolg ist nicht so schnell zu spüren und hält auch nicht so lange an. Ein bis zwei Behandlungen pro Woche, insgesamt etwa 15, werden empfohlen.

FARBLICHT

Bekennen Sie Farbe! Bestrahlungen mit violettem oder orangefarbenem Licht bringen die Lymphe in Fluss und stärken das Bindegewebe. Das Wirkprinzip ist wissenschaftlich bewiesen: Je nach Farbe dringen die Lichtwellen unterschiedlich tief in die Haut ein und kurbeln Zellregeneration oder Fettstoffwechsel an. Eine Behandlung dauert zwischen 10 und 20 Minuten. Sinnvoll: mindestens 20 im Abstand von zwei bis drei Tagen.

SAUGGLOCKEN

Mit Vakuum arbeitet die Saugglockenmassage. Dabei werden Glaskolben in unterschiedlichen Größen nacheinander auf die Haut gesetzt. Eine Pumpe zieht die Luft aus dem Glas und saugt dabei die Haut an. Langsam streicht die Kosmetikerin mit jedem Glas über die Orangenhaut. Das heizt ein! Es kommt zu einer starken Durchblutung mit deutlichem Wärmegefühl (eventuell sogar Rötung). Durch den gesteigerten Lymphfluss und schnelleren Stoffwechsel sollen die Wände der Fettzellen durchlässig und Fettpölsterchen abgebaut werden. Mindestens zehn Behandlungen sind abzuwarten, bis ein Ergebnis zu sehen ist.

Beauty-Packages: Pflege kompakt

Die Pflegeanwendungen der vorhergehenden Seiten finden Sie hier zu zwei Beauty-Programmen zusammengestellt: zu einem täglichen Kurzprogramm und einem noch entspannenderen Intensivprogramm fürs Wochenende.

ZEITFAKTOR 10 MINUTEN: BASICS

Schon zehn Minuten täglich reichen aus, um die Problemzonen in den Griff zu kriegen. Vorausgesetzt, man bleibt bei der Stange. Lassen Sie die Schnellkur zur Routine werden wie Zähneputzen und Duschen. Sie beschränkt sich auf die Musts der Problemzonenpflege, die sich in ihrer Wirkung gegenseitig unterstützen. Die einzelnen Anwendungen sind in den vorangegangenen Kapiteln bereits ausführlich beschrieben.

4 MINUTEN WECHSELDUSCHE

Wasser ist unersetzlich als Muntermacher. So starten Sie frisch in den Tag. Der Wechsel von warmem und kaltem Brausestrahl weckt nicht nur den Kreislauf, sondern auch die Fettzellen auf (siehe Seite 17).

4 MINUTEN KNET-ZUPF-MASSAGE

Gezieltes Handanlegen an den Pölsterchen bringt den Fettstoffwechsel auf Touren und festigt das Bindegewebe (siehe Seite 18). Gleichzeitig fördert es die Durchblutung und bereitet die Haut auf nachfolgende Wirksubstanzen vor.

2 MINUTEN CREMEN

Die Wirkstoffe einer Anti-Cellulite-Creme können jetzt intensiv arbeiten (siehe Seite 24/25). Außerdem wird die Haut gepflegt. Sie fühlt sich hinterher zart und geschmeidig an.

ZEITFAKTOR 2 STUNDEN: INTENSIVKUR

Haben Sie ein ganzes Wochenende zum Faulenzen vor sich? Oder wollen Sie sich eine Auszeit vom Freizeitstress nehmen? Der Rückzug ins Badezimmer kann unheimlich entspannend sein, wenn man für die richtige Atmosphäre sorgt: Den Raum gut anwärmen. Duftlampen mit aromatischen Relax-Ölen wie Ylang-Ylang, Neroli oder Lavendel aufstellen und flauschige Handtücher bereitlegen. Solche Rituale vermitteln Wohlgefühl. Um den Ablauf nicht zu stören, den Algenbrei für die Körperpackung, das Salz-Peeling und den Sud fürs Aromabad schon vorher zubereiten. Dann kann es losgehen!

10 MINUTEN MEERSALZ-PEELING

Rauen Stellen und unerwünschten Pölsterchen rückt ein Körper-Peeling mit Meersalz zu Leibe (siehe Seite 22). Es entstaut das Gewebe, man fühlt sich sofort leichter. Problemzonen und harte Stellen an Knien und Ellbogen besonders intensiv abrubbeln. Unter der Dusche abwaschen.

30 MINUTEN ALGENPACKUNG

Die angerührte Algenpackung (siehe Seite 15) in der leeren Badewanne dick auf die Haut auftragen. Dabei an den Füßen beginnen und langsam nach oben vorarbeiten. Auch der Busen profitiert davon. Deshalb bis zum Hals verteilen, keinen Körperteil auslassen. Um die Wirkung der Packung zu verstärken, mit einem ausrangierten Laken abdecken. Hält außerdem schön warm. Nach der Einwirkzeit abduschen.

20 MINUTEN AROMABAD

Letzte Packungsreste werden im Aroma-Kräuterbad (siehe Seite 28) abgewaschen. Während Sie im Wasser liegen, können Sie die Zeit für eine Fußreflexzonenmassage nutzen, um die Entschlackung zu unterstützen: Den Nierenpunkt in der Mitte der Fußsohle eine Minute lang gedrückt halten, dann leicht rotieren. Nach dem Bad den Körper ausnahmsweise nicht abbrausen. Die Haut nur mit dem Handtuch abtupfen und sofort in einen Bademantel hüllen.

40 MINUTEN RELAXEN

Macht nicht nur Sinn, um weiterzuschwitzen und die Kräuteressenzen nachwirken zu lassen. Auch der Kreislauf kann sich dabei erholen. Hinterher sind Sie ausgeruht und topfit für die anschließende Pflegephase.

10 MINUTEN CREMEN UND ZUPFEN

Eincremen ist besonders nach Wasseranwendungen ein Muss, weil die Haut dabei immer etwas von ihrem natürlichen Lipidfilm einbüßt. Eine Bodycreme mit entschlackenden ätherischen Ölen wie Rosmarin oder Geranie in den Handflächen verreiben und großzügig auf der Haut verteilen. Auf der Cremeschicht lässt es sich gut massieren. Die Problemzonen „zupfen“ (siehe Seite 18).

10 MINUTEN TEETRINKEN

Optimaler Abschluss für das intensive Beauty-Wellness-Ritual ist eine Tasse Tee, beispielsweise Matetee. Er belebt sanft und hilft bei der Fettverdauung.

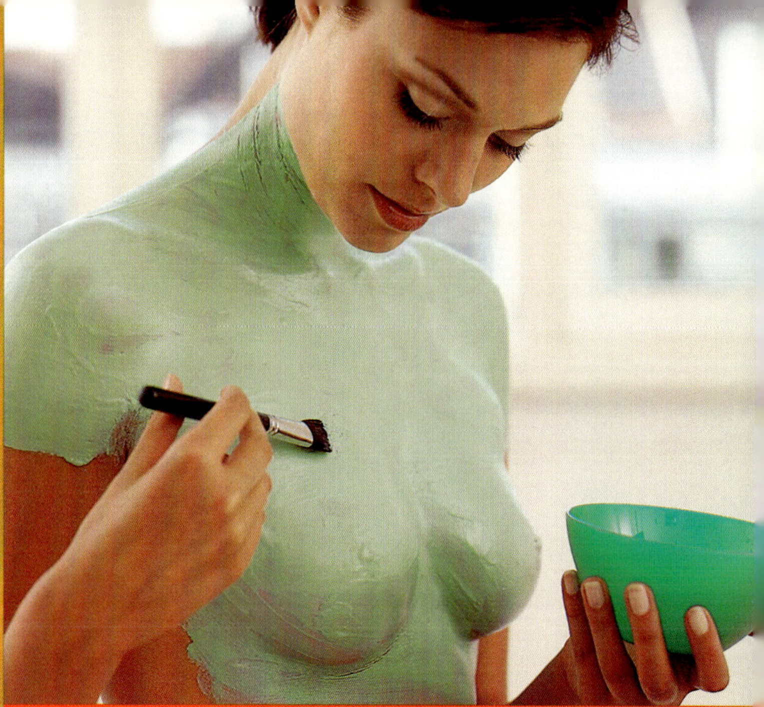

Wohltat für die Haut am ganzen Körper: eine Algenpackung.

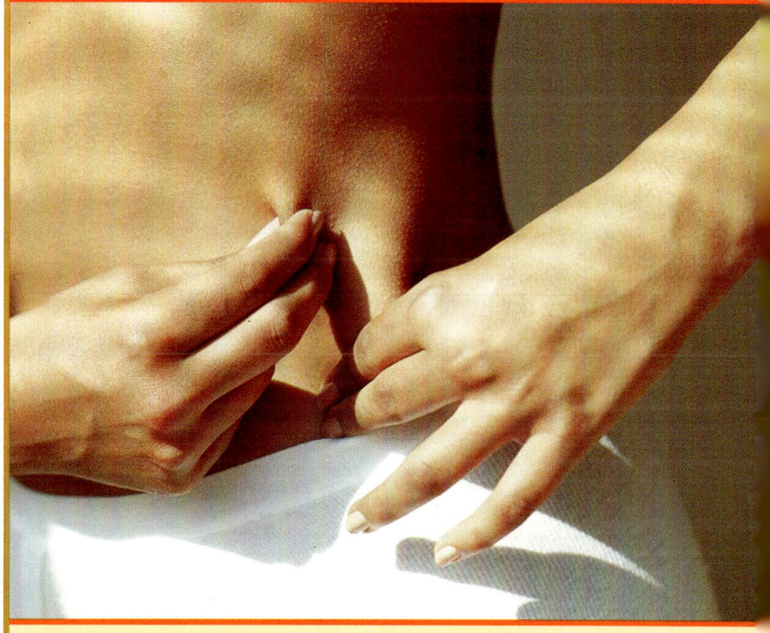

Durch Zupfen festigen Sie die Haut und machen sie aufnahmebereit für die Wirkstoffe der Creme.

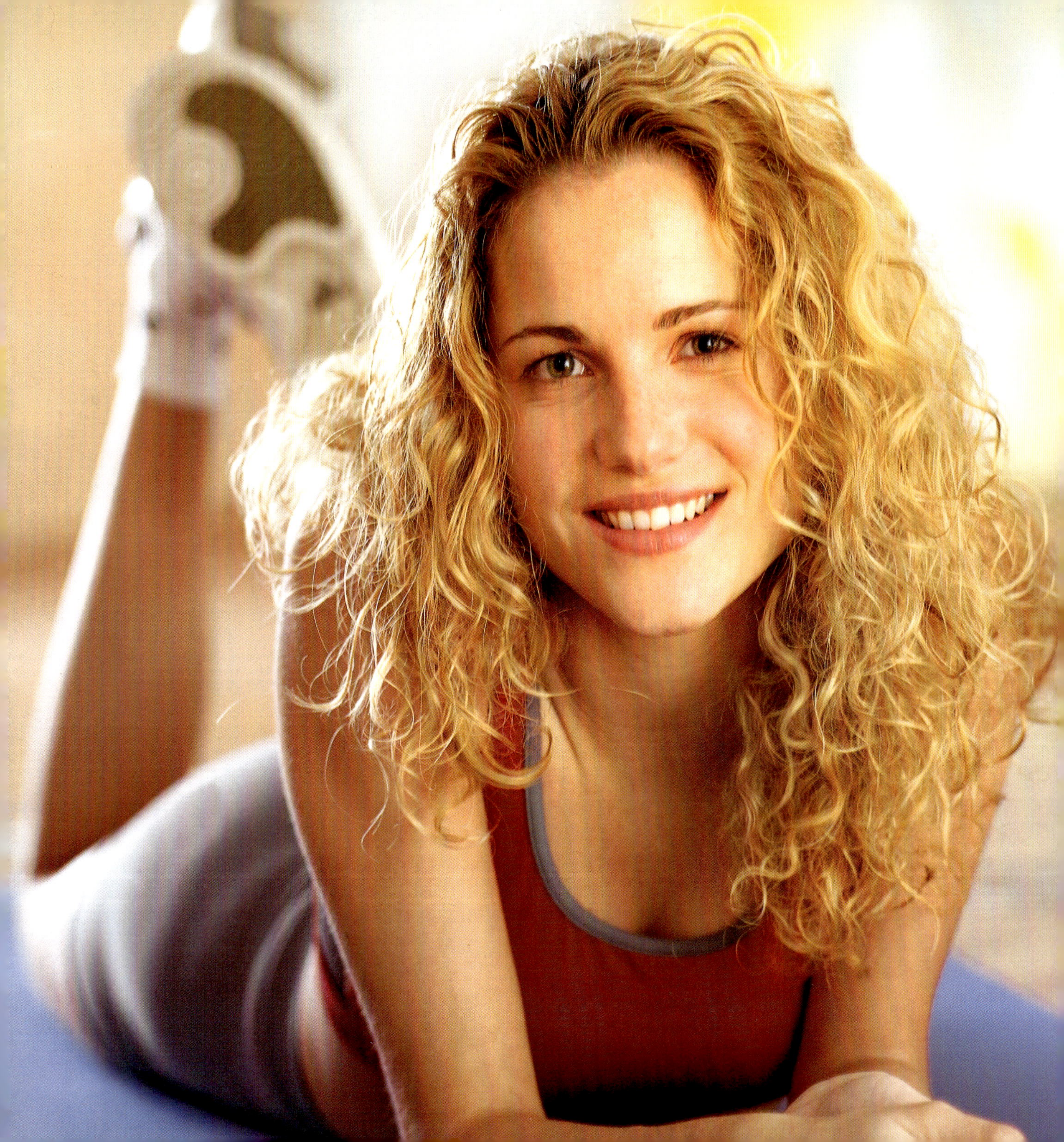

SCHNELL IN TOPFORM

MOVE YOUR BODY

Flacher Bauch, schlanke Beine, knackiger Po – ein unerreichbares Ziel? Von wegen! Die richtigen **Fatburner-Übungen** helfen, kleine Rundungen in Form zu bringen. Straff und stramm sehen sie gleich viel besser aus. Und **Spaß** macht das Training auch!

Fitness macht Spaß!

Jeder kennt ihn: den festen Vorsatz, etwas für die Figur zu tun. Nur – dabei bleibt es. Meist scheitert es an der Zeit. Dabei genügen schon wenige Übungen, um ungeliebte Fettpölsterchen abzubauen. Ganz wichtig: die Ziele nicht zu hoch stecken. Sonst verliert man schnell die Lust.

Straff, aber sanft

Der Spiegel lügt nicht, wenn es um die Figur geht. Wenn das Gewebe in seiner Festigkeit nachlässt und man sich selbst von der Taille abwärts zu üppig fühlt, ist es Zeit, aktiv zu werden. Noch besser: Lassen Sie es gar nicht erst so weit kommen!
Nehmen Sie Ihre Ernährungsgewohnheiten kritisch unter die Lupe, und starten Sie ein maßgeschneidertes Power-Programm. Keine Angst, schweißtreibendes Hanteltraining ist ebenso out wie das Aerobic-Gehopse aus früheren Jahren. Der neue sanfte Trend rückt den Problemzonen mit Fatburner-Übungen zu Leibe. Die sind auf bestimmte Muskelgruppen zugeschnitten und setzen gezielt an den Schwachstellen an. Wohlfühl- und Spaßfaktor garantiert. Bloß nicht übertreiben, lautet die Devise.

BODY-HARMONIE

Body-Harmonie heißt: Weibliche Rundungen dürfen bleiben – nur straff und stramm sollen sie werden. Dass sie durchs Training dicke Muskelpakete bekommen, müssen Frauen ohnehin nicht befürchten. Die weiblichen Muskeln tun sich schwer mit dem Wachsen. Das ist biologisch bedingt. Von Natur aus fehlt das Hormon, das die Muskeln aufplustert. Obwohl wir alle – Männer wie Frauen – 430 Muskeln im Körper haben, sind Männer stärker. Sie verfügen über 45 Prozent Muskelmasse (bezogen auf das Körpergewicht), Frauen haben nur 35 Prozent, dafür aber mehr Fett – ein Relikt der Evolution, um auch Hungerzeiten gut zu überstehen.
Trotzdem sorgt regelmäßiges, gezieltes Muskeltraining für wohlproportionierte Formen. Durch den gesteigerten Energieverbrauch wird genau an den richtigen Stellen Fett abgebaut. Gleichzeitig trägt die Muskelarbeit zur Festigung des Bindegewebes bei und glättet die Haut. Wichtig: Muskeln mögen's eher langsam. Deshalb: lieber häufig kurz trainieren als selten und exzessiv. Schon zehn Minuten täglich reichen aus, um Fettpolster in Muskeln zu verwandeln. Nach 14 Tagen merken selbst Anfänger, dass die Muskeln leistungsfähiger sind und das Fettgewebe schwindet. Um die Silhouette zu verändern, dauert es allerdings etwas länger.

TRAINIEREN MIT LUST UND (FAST) NACH LAUNE

Strikte Regeln machen unflexibel. Die Tageszeit fürs Workout kann jeder selbst wählen. Verschiedene Fitnessgeräte bringen Abwechslung ins tägliche Training. Ob Sie allein für sich zu Hause trainieren oder lieber in Gesellschaft einiger Mitstreiter in einem Fitness-Studio, ist eine Typ- und auch Preisfrage. Hauptsache, Sie kombinieren die Übungen so, dass jede Muskelgruppe ausreichend beansprucht wird.

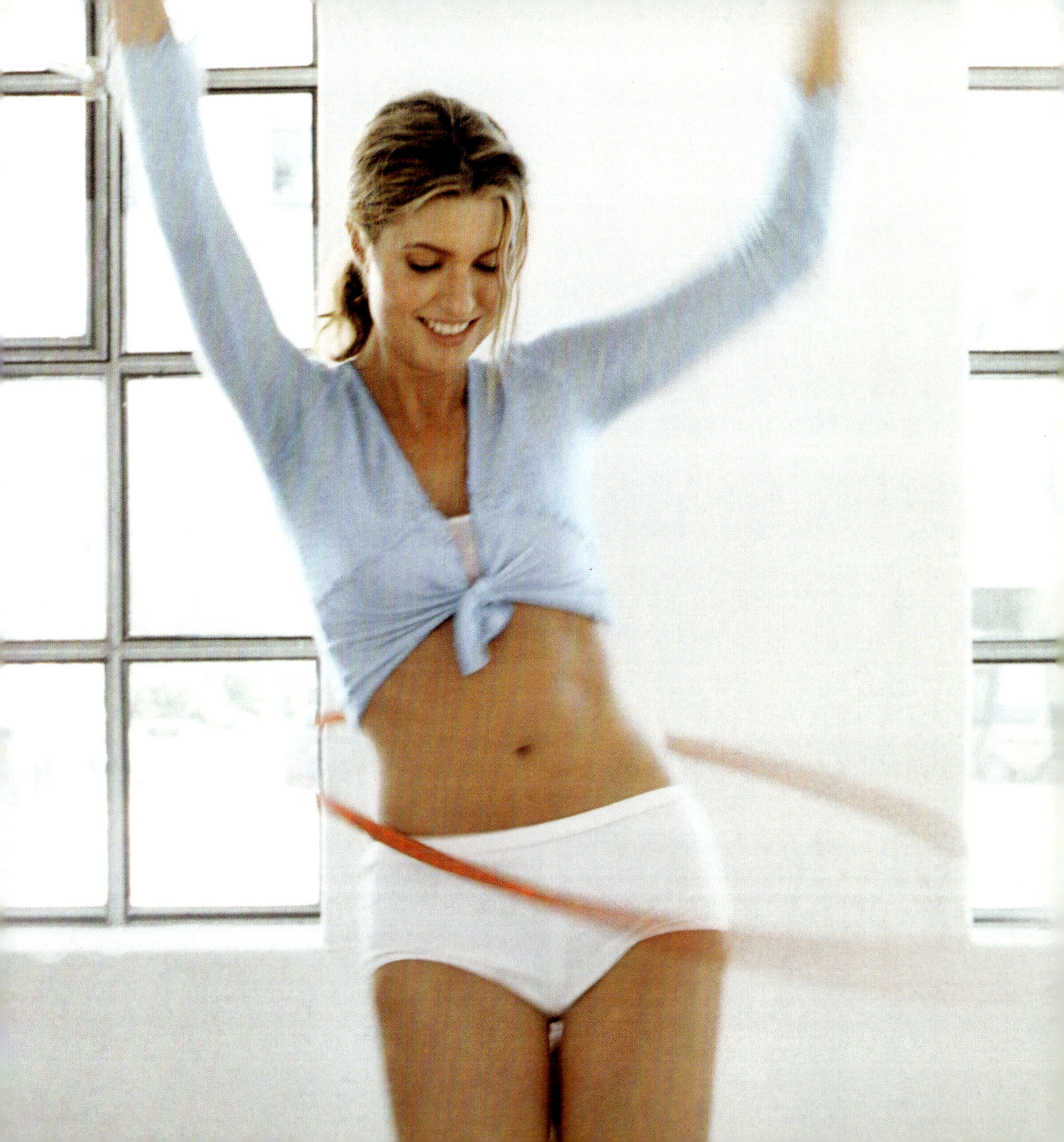

Der Bauch lernt schnell

Nichts beeinträchtigt die Figur mehr als deutliche „Rettungsringe“ um die Mitte. Dabei sind die am schnellsten wegzukriegen, denn die Bauchmuskeln sprechen besonders gut aufs Training an.

TIPP

Auf die Atmung kommt es an!

- Ausgeatmet wird immer bei Anspannung der Muskulatur, eingeatmet mit der Entspannung.
- Achten Sie stets auf einen gleichmäßigen Atemrhythmus, und halten Sie die Luft nicht an.
- Beim Sport gilt allgemein die tiefe Bauchatmung als die beste Technik. Sie gibt den Lungen viel Raum, um frische, sauerstoffreiche Luft aufzunehmen. Das ist wichtig, damit die Muskeln intensiv arbeiten können.
- Ausnahme von obiger Regel ist der Bauch: Nur hier empfiehlt sich beim Training die „oberflächliche“ Brustatmung. Dadurch kann der Bauch eingezogen werden, und die Muskeln bleiben angespannt.
- Bewusstes tiefes Atmen ist nicht nur bei sportlichen Aktivitäten gut, sondern auch im Alltag. Es entspannt und verbessert die Konzentration durch die erhöhte Sauerstoffzufuhr. Wenn der Bauch mitatmet, werden die inneren Organe massiert und stimuliert.

KONSEQUENZ LOHNT SICH

Zuerst die gute Nachricht: Täglich zehn Minuten Bauchtraining werden schon nach zwei bis drei Wochen mit sichtbarem Erfolg belohnt. Die Muskeln am Bauch zählen zu den „phasischen“ Muskeln, die sich rasch aufbauen. Aber – und nun die schlechte Nachricht – genauso schnell verlieren sie auch wieder an Volumen, wenn man sich auf die faule Haut legt. Konsequenz lohnt sich also. Spätestens nach zwölf Wochen intensiver Belastung sind die Muskeln voll aufgebaut. Dann heißt es, das Erreichte zu halten. Deshalb ist es schade, wenn man sich nach einem wochenlangen konsequenten Training auf dem Erfolg ausruht. Dass die Bauchmuskeln übertrainiert werden, ist nicht zu befürchten. Auch das „Waschbrett“ lässt sich bei Frauen selten realisieren. Muss auch nicht sein. Ein flacher Bauch mit leicht sichtbarem Muskelansatz ist ohnehin viel weiblicher. Und außerdem: Auch nur wenige Männer tragen einen „Waschbrettbauch“ unterm Hemd …

EIN STARKES TRIO

Drei Muskelgruppen sind für den Bauch zuständig: Der gerade Bauchmuskel zwischen Ober- und Unterkörper beugt den Rumpf. Die schrägen Bauchmuskeln erlauben dem Oberkörper Rotation und Seitenbewegungen. Der quer verlaufende, tief liegende Muskel stützt den unteren Bauchanteil. Ihn spürt man vor allem beim Husten und Atmen. Er kann, muss aber nicht speziell trainiert werden.

Die Bauchmuskeln benötigen wir zum Gehen, Sitzen und Stehen. Trotzdem sind sie meist eher untrainiert, weil sie im Alltag (zu) oft geschont werden – durch einen nachlässigen Gang und das Lümmeln in Sesseln und auf Sofas.
Gut trainierte Bauchmuskeln machen nicht nur den Bauch flach, sie nützen auch der Gesundheit. Gemeinsam mit den Gesäßmuskeln richten sie das Becken auf und verhindern Haltungsfehler. Menschen mit einer schwach entwickelten Bauchmuskulatur leiden deshalb öfter unter Verspannungen und Rückenschmerzen.

RICHTIG TRAINIEREN

Fangen Sie langsam an! In der ersten Woche wird nur jeden zweiten Tag geübt, ab der zweiten Woche dann täglich. Jede Übung sollte möglichst oft wiederholt werden, am Anfang mit mindestens zwei Sätzen. Nach und nach die Anzahl der Wiederholungen und/oder Sätze steigern. Dem Bauch wird es nie zu viel. Im Gegenteil. Sie gelangen schneller ans Ziel. Zur Erinnerung: Unter „Satz" versteht man eine Übungssequenz, die am Stück durchgeführt wird. Also beispielsweise acht Wiederholungen hintereinander. Danach ist eine kurze Verschnaufpause erlaubt. Dann folgt der nächste Satz.
Optimal beansprucht werden die Muskeln, wenn man sie langsam arbeiten lässt. Slow Motion also. Die Bewegung kommt immer aus dem Bauch, nie mit Schwung ausholen. Und: Achten Sie darauf, dass die Bauchdecke ganz locker bleibt. Die geraden und schrägen Muskeln darunter trainieren dann umso intensiver.
Das Training soll Spaß machen! Deshalb dürfen Sie die Übungen aussuchen, die Ihnen am besten gefallen. Für jede Muskelgruppe eine. Dazu gibt's fröhliche Musik.

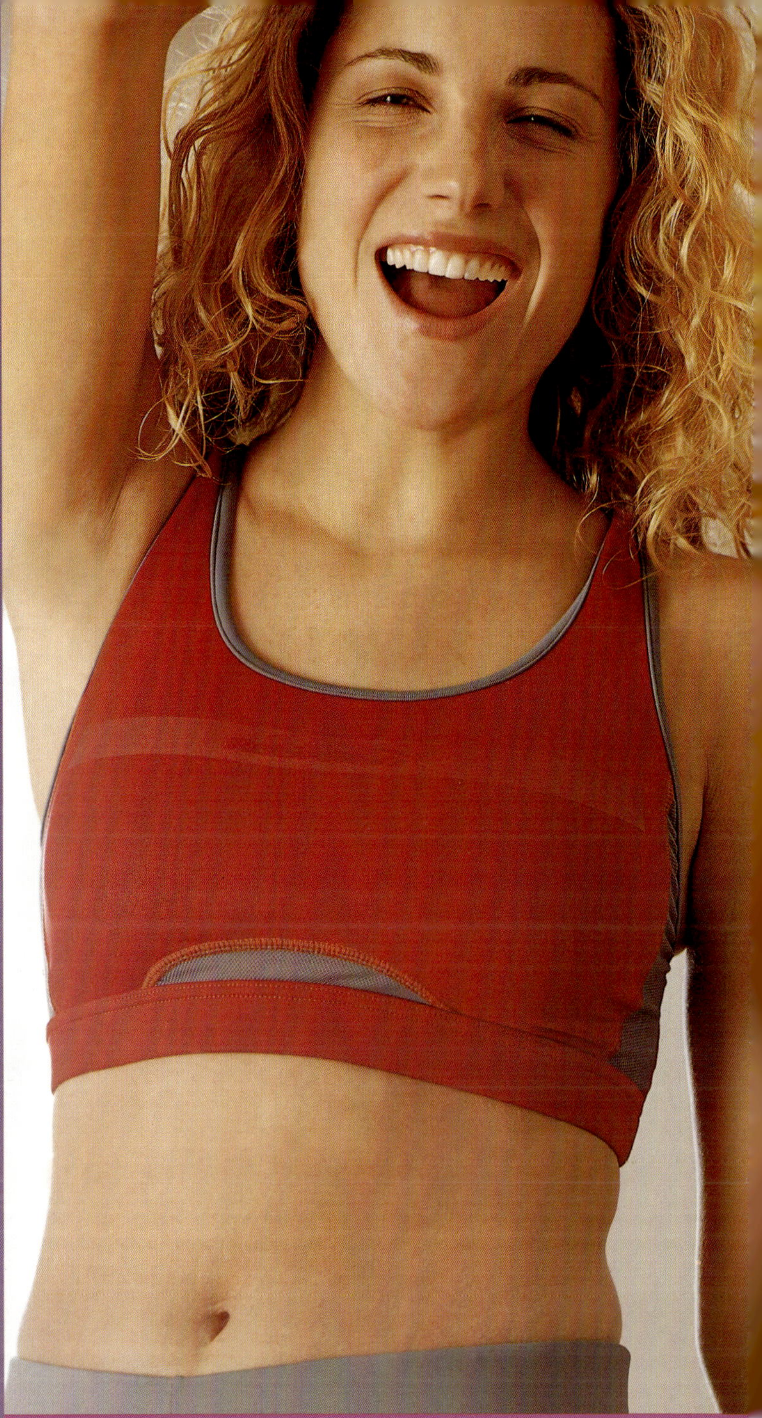

Bahn frei für Bauch frei! Regelmäßiges Training sorgt für eine straffe Mitte und verhindert Haltungsfehler.

Gerader Bauchmuskel – Workout für Anfänger

Aller Anfang ist schwer! Wundern Sie sich deshalb nicht, wenn die Bauchmuskeln schon nach wenigen Übungen „miauen". Bloß nicht gleich aufgeben! Ein leichter Schmerz schadet den Muskeln nicht. An die Grenzen seiner Leistungsfähigkeit sollte man zu Beginn trotzdem nicht gehen. Lieber nur eine Übung für jede Muskelgruppe machen, die dafür aber präzise und langsam.

Optimale Trainingseinheit:

Wiederholen Sie die Übung, sooft Sie können. Mindestens 8-mal, 2 Sätze.

TIPP

So geht's

- Ganz wichtig: In Rückenlage darauf achten, dass beim Anheben von Kopf und Schultern der Nacken gerade bleibt. Er bildet mit der Wirbelsäule eine Linie. Sonst riskiert man schmerzhafte Verspannungen.
- Für einen entspannten Nacken während der Übung zur Decke schauen.
- Effektiv werden die Muskeln trainiert, wenn sie sich wie eine Ziehharmonika zusammenziehen: Die unteren Rippen bewegen sich in Richtung Beckenknochen, der Nabel wird innerlich zum Rücken hin gedrückt.

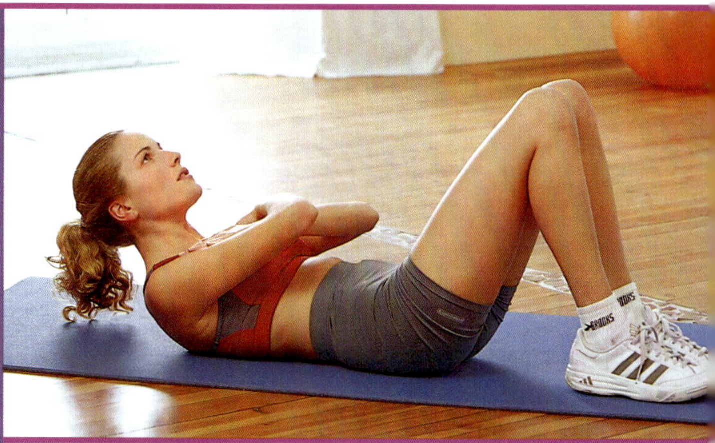

Sit-ups oder Crunches
Zum Sit-up oder Crunch (engl. knirschen) immer auf den Rücken legen. Die Beine im 90°-Winkel aufstellen und die Knie hüftbreit öffnen. Die Wirbelsäule fest gegen den Boden drücken, damit sich kein Hohlkreuz bildet. Die Arme bleiben vor der Brust gekreuzt, die Schultern werden nach hinten gedrückt. Das Kinn ist etwa eine Faustlänge von der Brust entfernt. Nun Kopf und Schulterblätter vom Boden abheben. Die Bauchmuskeln dabei – so fest es geht – anspannen. Ist eine starke Spannung im Bauch zu spüren, kurz die Position halten. Anschließend langsam den Oberkörper wieder senken. Blick immer zur Decke richten.

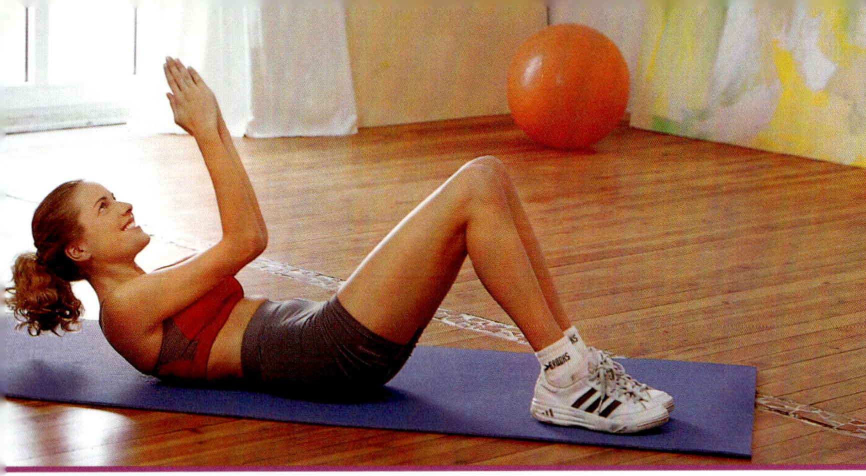

Crunch in Gebetshaltung

Die Position ist die Gleiche wie bei den zuvor beschriebenen klassischen Sit-ups. Nur die Armhaltung ändert sich: Die Handflächen wie zum Gebet gegeneinander pressen, die Oberarme eng am Körper halten. Mit der Anspannung der Bauchmuskeln gehen die Hände langsam in Richtung Zimmerdecke. Diese Bewegung macht es leichter, den oberen Rücken anzuheben. Fast wie von selbst lösen sich die Schulterblätter vom Boden. Kurz verweilen und zurück in die Ausgangsposition.

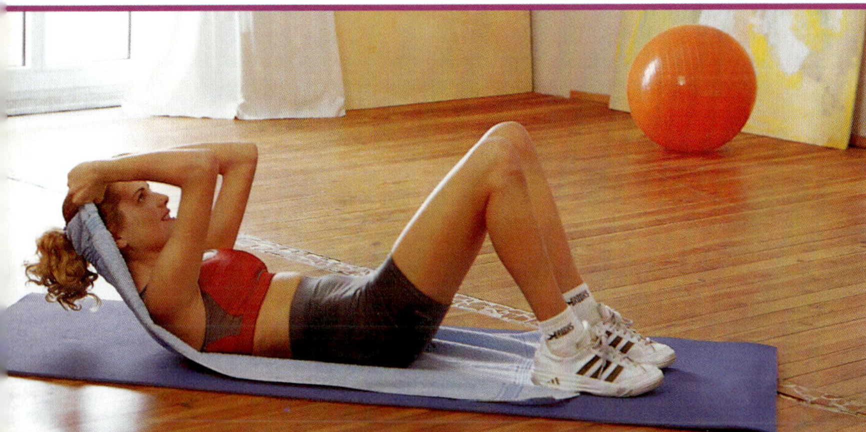

Crunch mit Handtuch

Anfangs kann ein Handtuch Hilfestellung leisten. Legen Sie sich rücklings darauf. Die Beinstellung bleibt wie bisher. Mit den Händen werden die Handtuchecken gefasst. Die Arme sind angewinkelt. Die Ellbogen zeigen zu den Knien. Nun Kopf und Schultern mit Hilfe des Handtuchs heben, den Bauch dabei fest anspannen. Spüren Sie Ihre Bauchmuskeln? Je härter der Widerstand der Bauchmuskulatur, desto wirkungsvoller ist das Training. Nach einigen Haltesekunden wieder hinlegen. Wichtig: Der untere Rücken bleibt während der gesamten Übung am Boden.

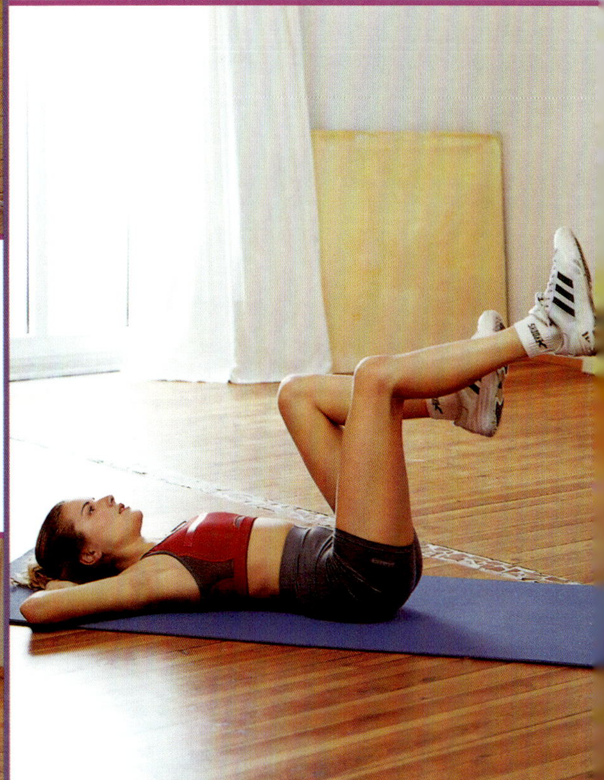

Radfahren im Liegen

In Rückenlage die Hände im Nacken verschränken und die Ellbogen dabei nach außen drücken. Die Bauchmuskeln kräftig anspannen. Die Beine im 90°-Winkel anheben und in der Luft wie beim Radfahren bewegen. Schön langsam. Je mehr die Beine nach vorn gestreckt werden, desto stärker zieht es im Bauch. Hier wird vor allem der tief liegende Bauchmuskel in Aktion versetzt.

Achtung: Kein Hohlkreuz machen! Bewusst den Rücken in seiner ganzen Länge fest am Boden halten.

Gerader Bauchmuskel – Workout für Fortgeschrittene

Jetzt wird's spannend. Wer seine Bauchmuskeln bereits gut im Griff hat oder sich mit den einfacheren Übungen inzwischen unterfordert fühlt, steigt in die zweite Workout-Stufe ein. Hochspannung für die Bauchmuskulatur. Vor jeder Übung den Bauch komplett entspannen. Er muss so aussehen, wie man ihn sich eigentlich wünscht: flach und faltenfrei. Die Bauchdecke locker lassen. Erst dann die Muskulatur fest anspannen.

Optimale Trainingseinheit:

Auch hier die Übung möglichst oft wiederholen. Mindestens 8-mal, 3 Sätze.

➤ Profi-Sit-ups

Legen Sie sich wie beim Anfänger-Workout auf den Rücken. Die Füße werden diesmal jedoch auf den Fersen aufgestellt. Die Hände weit hinten in den Nacken legen und die Ellbogen nach außen klappen. Darauf achten, dass sie während der Übung nicht nach innen wandern! Suchen Sie mit den Augen einen Punkt an der Decke und fixieren ihn. Jetzt die Bauchmuskeln kräftig anspannen, bis sich dadurch die Schultern anheben. Halten, halten, halten – und wieder ablegen. Die Schultern dürfen den Boden nur ganz kurz berühren, während die Bauchmuskeln sich entspannen. Sofort wieder anspannen und gleich weitermachen. Je länger die Anspannungsphase dauert, umso intensiver ist das Profi-Workout.

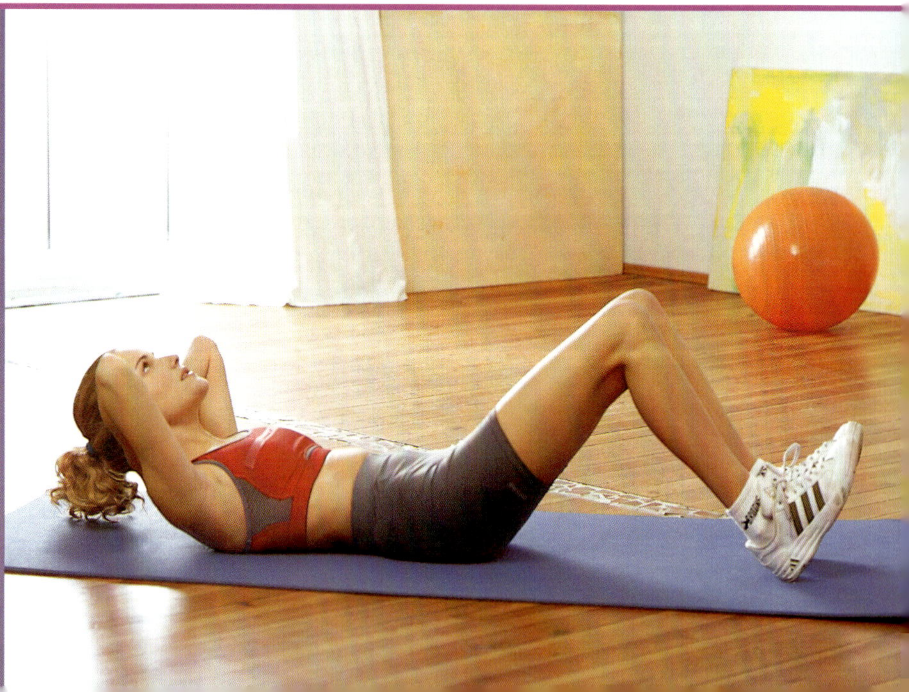

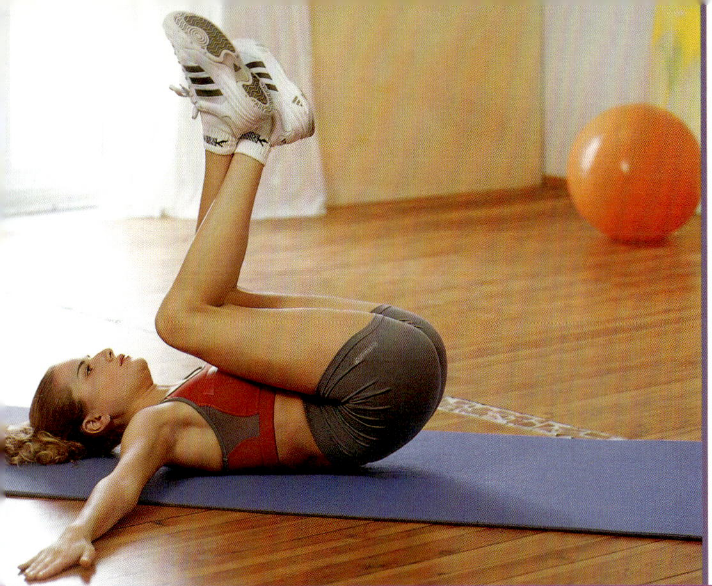

Umgekehrte Crunches

Sie bleiben auf dem Rücken liegen und strecken die Arme rechts und links zur Seite aus. Die Handflächen berühren den Boden. Nun die Beine mit überkreuzten Füßen angewinkelt anheben, bis sich die Knie oberhalb der Hüften befinden. Dabei die Bauchmuskeln kräftig anspannen. Dann die Bauchmuskeln noch mehr anspannen und die Knie in Richtung Brust ziehen. Der untere Rücken hebt sich dabei vom Boden. Beim Ausatmen den Nabel ganz weit nach innen ziehen. Langsam wieder zurück in die Grundstellung.
Achtung: Die Beine dienen bei dieser Übung nur als Gewicht, nicht als Motor für die Bewegung!

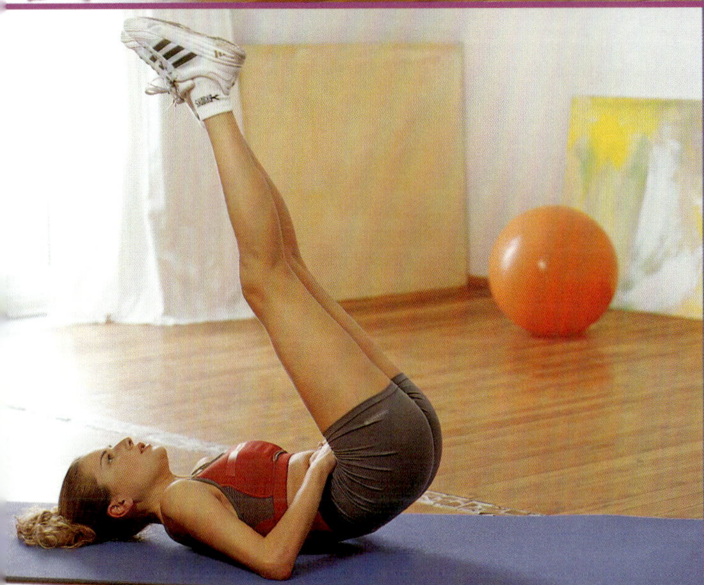

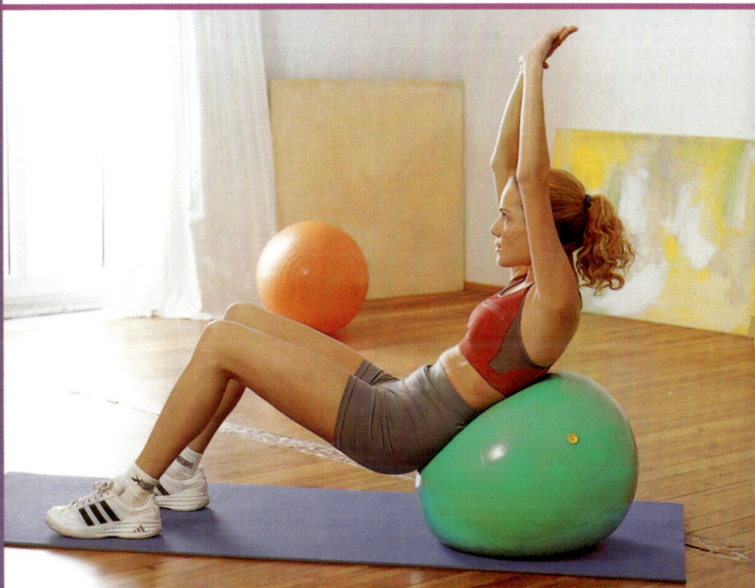

Kerzenposition

Diesmal werden – immer noch in Rückenlage – die Beine mit leicht gebeugten Knien nach oben gestreckt. Die Hände flach auf den Bauch legen, so spüren Sie die Kontraktionen der Muskeln. Der Nacken kann mit einem kleinen Kissen oder einem zusammengerollten Handtuch gestützt werden. Jetzt die Bauchmuskeln anspannen. Der Po hebt sich wenige Zentimeter vom Boden ab. Auf keinen Fall mit Schwung nachhelfen, sonst bringt die Übung nichts. Bei richtiger Haltung zeigen die Fußspitzen zur Decke, und die Beine bleiben in der Kerzenposition. Halten, so lange es geht.

Sit-ups auf Gymnastikball

Diese verschärfte Sit-up-Form erfordert ein gutes Gleichgewichtsgefühl. Mit der Rückenmitte auf den höchsten Punkt eines Sitzballs legen. Die Knie sind schulterbreit gespreizt, so dass die Füße einen festen Stand am Boden finden. Die Arme werden mit gekreuzten Händen über dem Kopf nach oben ausgestreckt. Gut im Gleichgewicht? Dann die Hände nach hinten ziehen und die Bauchmuskeln immer fester anspannen. Durch die Bewegung wird der Oberkörper leicht angehoben. Die Spannung halten, wenn sie am stärksten ist. Dann langsam zurück in die Ausgangsposition.

Schräge Bauchmuskulatur

Bei keinem Workout für den Bauch sollte man die vier schrägen Muskeln vergessen. Die beiden äußeren setzen jeweils unterhalb des Brustkorbs an und enden an der gegenüberliegenden Hüftseite. Das innere Paar verläuft genau in entgegengesetzter Richtung ab der Hüfte bis zum Brustkorb. Je zwei Stränge auf einer Seite kreuzen unter der geraden Bauchmuskulatur zur Gegenseite. Die vier „Schrägen" drehen nicht nur den Oberkörper, sondern halten auch den Bauch in Form. Je schlaffer sie sind, desto mehr Chancen haben Taillenröllchen.

Optimale Trainingseinheit:

Eine der Übungen aussuchen und mit 8-mal pro Seite beginnen, 2 Sätze. Anzahl langsam steigern oder weitere Übungen einbauen.

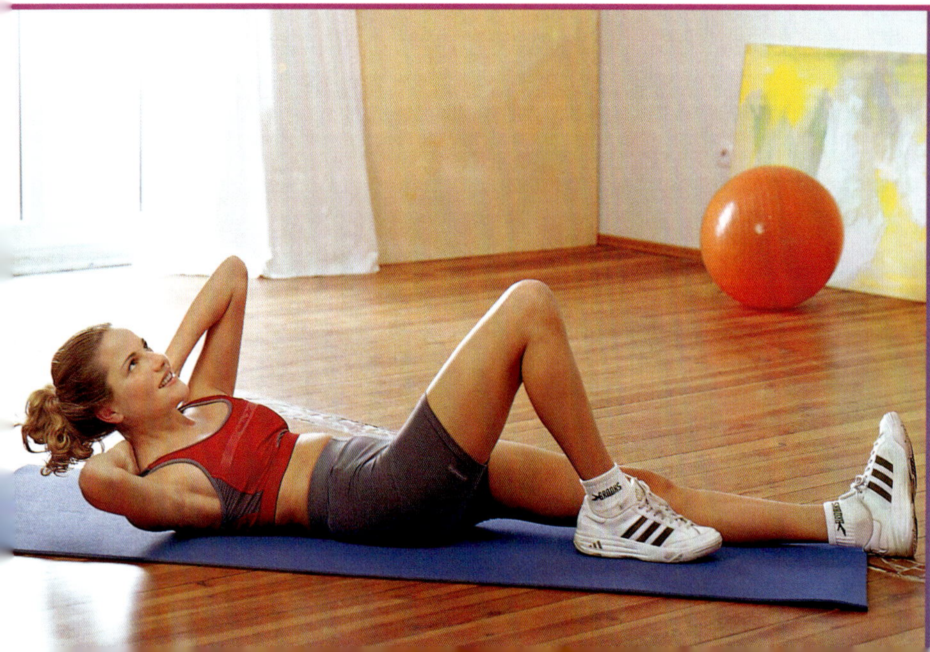

Über Kreuz

Ausgangsposition: Rückenlage. Die Hände werden im Nacken verschränkt. Das linke Bein bleibt ausgestreckt am Boden liegen, während das rechte angewinkelt aufgestellt ist. Spannen Sie nun die Bauchmuskulatur an, heben die linke Schulter vom Boden ab und drehen den Oberkörper so, dass der Ellbogen in Richtung rechtes Knie wandert. Die Drehbewegung des Oberkörpers muss ausschließlich aus der schrägen Muskulatur kommen. Die Oberarme dürfen dabei nicht nach vorn geklappt werden! Die Position kurz halten, dann zurücklegen. Anschließend Seitenwechsel: Der rechte Ellbogen zieht in Richtung linkes Knie. Um die Übung zu verschärfen, kann man auch beide Beine mit überkreuzten Füßen anwinkeln.

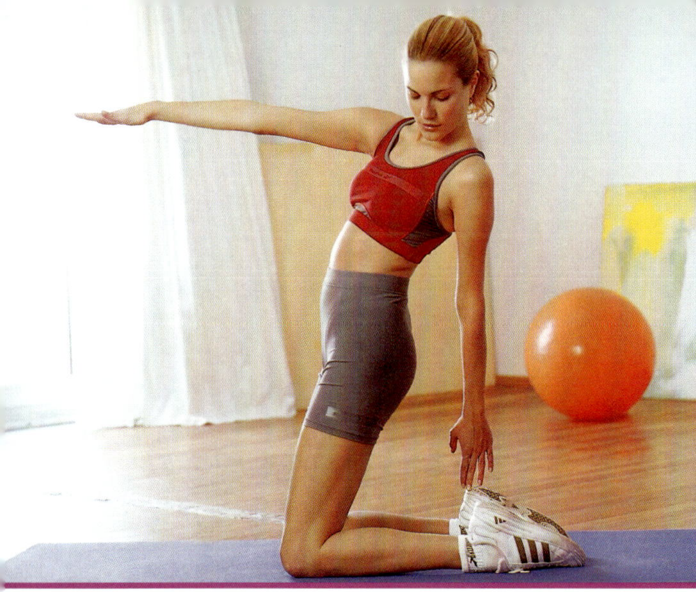

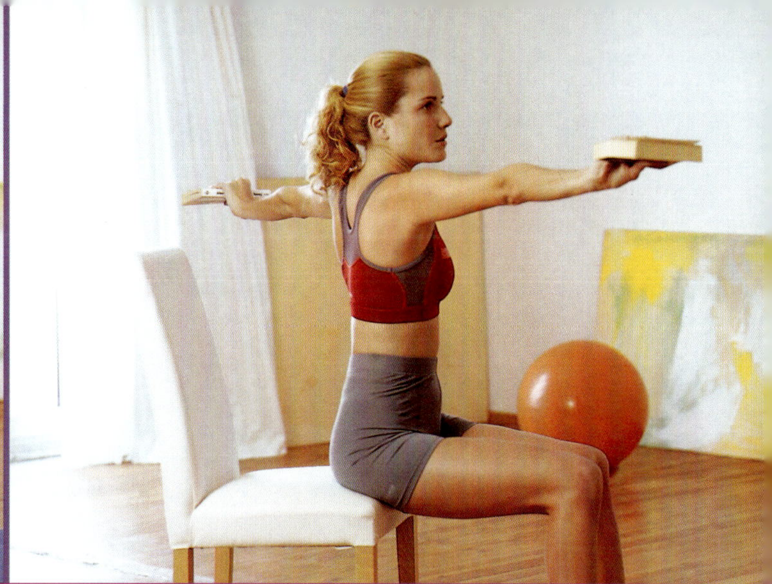

▲ Auf die Knie

Am besten eine Gymnastikmatte oder eine ähnlich weiche Unterlage auf den Boden legen und darauf knien. Der Rumpf bleibt aufrecht, die Bauchmuskeln werden fest angespannt, die Arme zur Seite ausgestreckt. Drehen Sie den Oberkörper zur linken Seite. Dabei ziehen Sie die linke Hand zur rechten Ferse – so weit es geht. Spannung kurz halten. Dann zurück in die Grundstellung und die Übung zur anderen Seite wiederholen. Wichtig: Das Becken bewegt sich nicht mit, es zeigt die ganze Zeit nach vorn. Der Kopf schaut in die Richtung, in die sich der Arm bewegt.

▲ Drehübung im Sitzen

Sie brauchen einen nicht zu weich gepolsterten Stuhl und zwei mittelschwere Bücher. Setzen Sie sich aufrecht hin, und nehmen Sie in jede Hand ein Buch. Die Arme in Schulterhöhe zur Seite ausstrecken. Nun den Oberkörper in der Taille möglichst weit nach rechts drehen. Die Arme dabei mitnehmen. Zurück in die Ausgangsposition und den Oberkörper zur anderen Seite drehen. Das Tempo ist bei dieser Übung eine Ausnahme, denn sie wird schnell und rhythmisch ausgeführt. Gesicht und Knie sollten immer nach vorn zeigen.

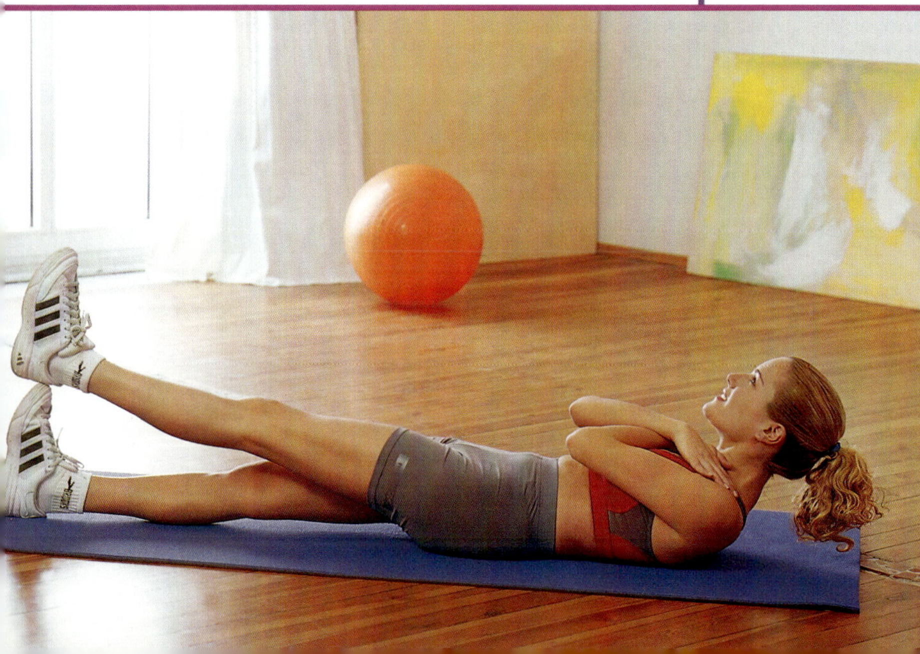

◄ Beinfixierer

Diese Übung trainiert den tief liegenden „Hustenmuskel", der quer zwischen der schrägen Bauchmuskulatur verläuft. Legen Sie sich auf den Rücken, und strecken Sie die Beine aus, die Knie aber nicht ganz durchdrücken. Die linke Ferse wird auf die rechten Zehen gestellt, um den Fuß auf den Boden zu pressen. Die gekreuzte Beinposition bewirkt, dass der Beinbeugermuskel, der normalerweise die untere Bauchmuskulatur in ihrer Arbeit unterstützt, außer Kraft gesetzt ist. Nun den Oberkörper mit auf der Brust gekreuzten Armen anheben. Spannung halten und wieder ablegen. Kurz entspannen. Die Füße wechseln ihre Position für den nächsten Durchgang.

Die Taille

„Rettungsringe“ – nein danke! Wer zu Fettpölsterchen um die Taille neigt, sollte sich diese Übungen besonders intensiv vornehmen, denn sie kräftigen die schrägen Bauchmuskeln. Auch zum Vorbeugen sind sie ideal, denn Wegtrainieren ist allemal langwieriger. Wer Probleme mit dem unteren Teil des Rückens hat, profitiert ebenfalls vom Taillen-Workout.

Optimale Trainingseinheit:

Bei den Übungen im Stehen mit 15 Wiederholungen pro Seite beginnen. Für die „Seitenlage“ genügt 8-mal. Jeweils 2 Sätze, später steigern.

TIPP

Richtig gekleidet?

- Modisch muss das Fitness-Outfit nicht unbedingt sein. Hauptsache bequem. Die richtige Kleidung zum Workout engt nicht ein, schlabbern soll sie aber auch nicht.
- Baumwollshirts und Jogginghosen sind ideal. Solange der Körper noch nicht richtig warm ist, leistet ein zusätzlicher dünner Pulli gute Dienste.
- Nicht mit nackten Füßen trainieren, sonst kühlt der Körper zu schnell aus. Dicke Socken halten schön warm. Wer mit Hanteln oder im Fitness-Studio trainiert, sollte zum Schutz der Füße Turnschuhe tragen.

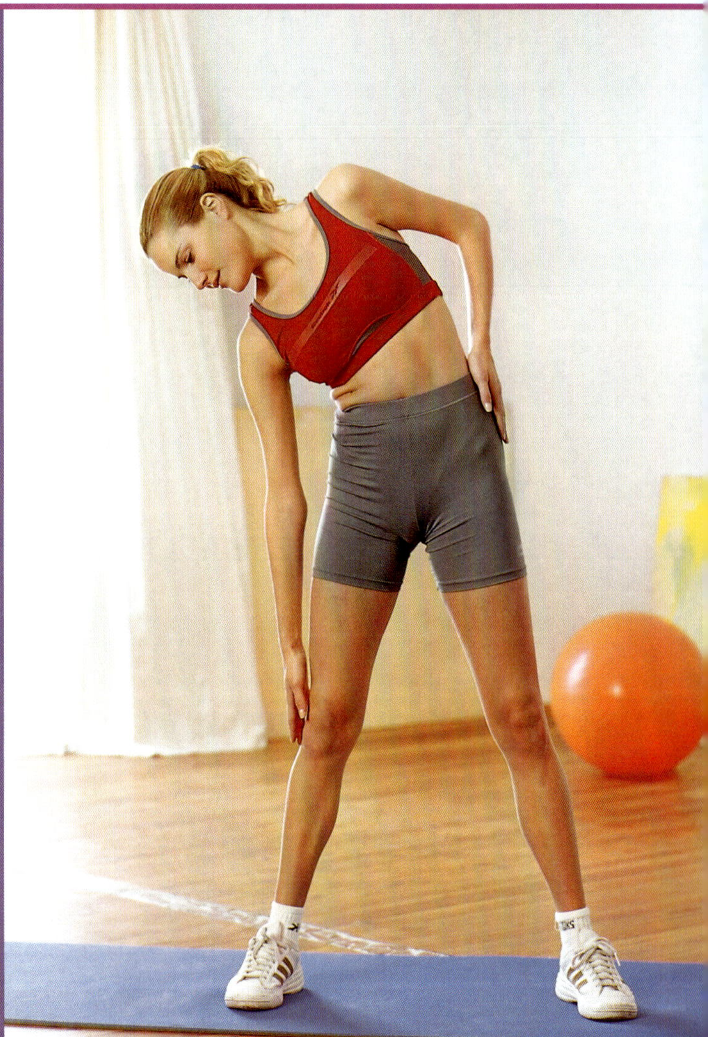

Rumpfbeugen zur Seite
Stellen Sie sich aufrecht hin. Die Füße stehen schulterbreit auseinander, die Arme hängen herab. Nun den Oberkörper nach rechts beugen. Mit der rechten Hand nach unten am Knie vorbei ziehen. Je mehr man die Muskeln in der linken Taillenseite spürt, desto besser. Der Oberkörper darf nicht nach vorn kippen. Beim Aufrichten ganz bewusst die schräge Bauchmuskulatur einsetzen. Seitenwechsel nach dem ersten Satz.

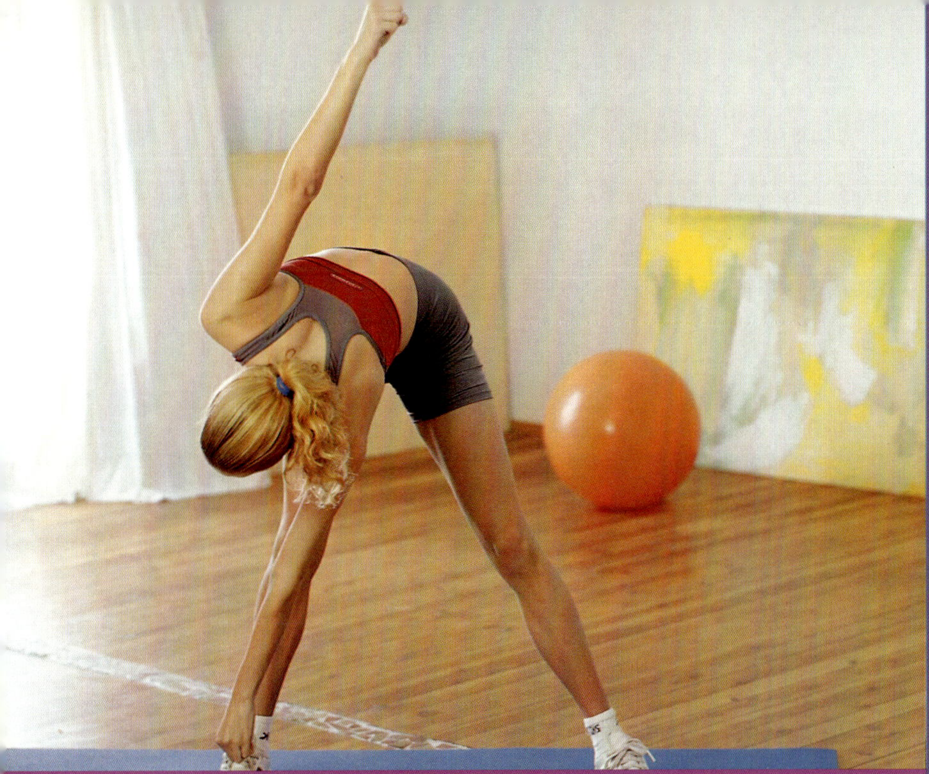

Kickboxen kopfüber

Breitbeinig hinstellen mit zur Seite ausgestreckten Armen. Die Hände fest zu Fäusten ballen. Den Oberkörper mit gerader Wirbelsäule nach unten beugen. Abwechselnd mit der linken Faust zum rechten Fuß kicken und umgekehrt. Den entgegengesetzten Arm jeweils in Richtung Decke strecken. Immer auf die boxende Hand schauen. Ganz wichtig: Beim Wechsel der Seiten nicht aufrichten.

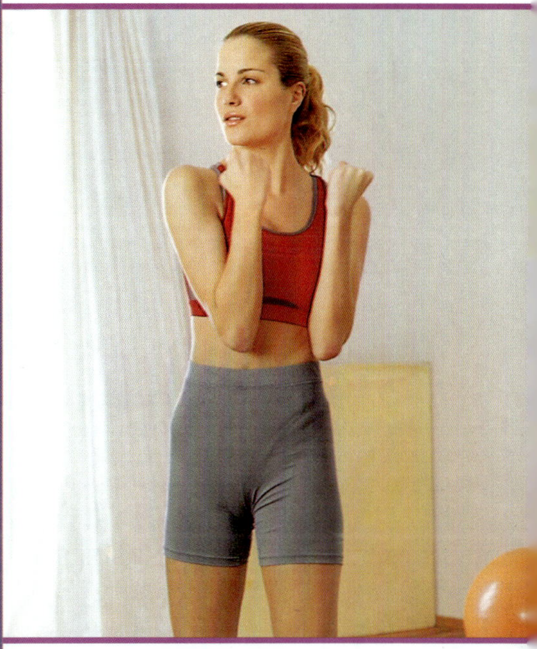

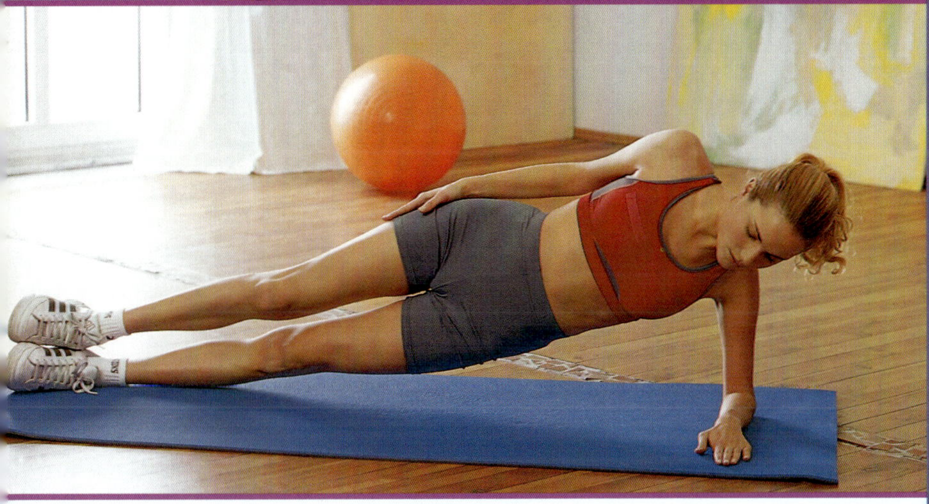

Seitenlage

Auf die linke Seite legen, die Beine lang ausstrecken, so dass der Körper eine gerade Linie bildet. Dabei auf den linken Ellbogen aufstützen, der Unterarm zeigt nach vorn. Die andere Hand ruht auf der Hüfte oder auf dem Bauch. Den Bauch fest anspannen und die Hüfte hochdrücken. Der Kontakt zum Boden wird jetzt nur noch durch den linken Unterarm und die linke Fußkante gehalten. Zehn Sekunden in der Position verharren, dann ein Stück absenken, ohne den Körper ganz abzulegen. Dann wieder hoch. Seitenwechsel nach dem zweiten Satz.

Boxing im Stehen

Aufrecht hinstellen, mit den Füßen hüftbreit auseinander. Darauf achten, dass die Knie nicht ganz durchgedrückt sind! Boxhaltung einnehmen: Die Ellbogen seitlich an den Oberkörper legen. Die Hände unterm Kinn zu Fäusten ballen, die Handrücken zeigen nach vorn. Nun die Bauchmuskeln fest anspannen und den Oberkörper abwechselnd 15-mal nach rechts und 15-mal nach links drehen. Bei der Drehung nach rechts bewegt sich die linke Faust unters Kinn, bei der Drehung nach links die rechte Faust, jeweils ohne es zu berühren. Das Gesicht bleibt immer nach vorn gerichtet. Die Bewegung erfolgt nur aus der Taille heraus.

Die Beine mögen's straff

Die Beine sind anspruchsvoll. Da hier verschiedene Muskelgruppen am Werk sind, brauchen sie ein Rundumtraining. Speziell die Oberschenkel haben ein straffes Programm nötig. Sonst macht das Gewebe frühzeitig schlapp, und Cellulite hat freie Fahrt.

Reithosen ade

Was sich an der Außenseite der Oberschenkel unschön wölbt, ist das so genannte Reithosenfett. Um es loszuwerden, muss man die darunter liegende Muskelgruppe aktivieren. Die bezeichnet man in der Fachsprache als Abduktoren (Abspreizer), denn mit ihnen bewegen wir die Beine vom Körper weg. Die Gegenspieler an der Innenseite sind die Adduktoren. Mit ihrer Hilfe werden die Beine zum Körper hin bewegt. Speziell Frauen müssen die Abduktoren hartnäckig bearbeiten, weil die Muskeln zum Schlaffwerden neigen.

Im Gegensatz zu den Adduktoren und Abduktoren wird der vordere Oberschenkelmuskel (Beinstrecker) im Alltag von allen Muskeln am meisten gefordert. Ständig ist er in *action*. Im Stehen, beim Gehen, Laufen und Bücken. Nichts geht ohne ihn. Pause hat der Beinstrecker eigentlich nur, wenn wir schlafen. Sein Partner auf der Oberschenkelrückseite hat dagegen weniger zu tun. Der Beinbeuger, im Fachjargon als Hamstrings bezeichnet, ist daher meist auch weniger gut ausgebildet. Da er zudem beim Sitzen stets in einer verkürzten Position gehalten wird, kommt es zu ungünstigen Zugverhältnissen. Knie- und Rückenschmerzen können die Folge sein. Gefragt sind deshalb regelmäßige Trainingseinheiten, die die rückwärtige Oberschenkelmuskulatur kräftigen. Genauso wichtig ist es, die Muskeln zu dehnen – besonders wenn sie im Alltag oft in einer Beugeposition gehalten werden.

GEZIELT TRAINIEREN

Erfolg beim Bein-Workout stellt sich nur dann ein, wenn die Übungen wirklich konzentriert und langsam ausgeführt werden. Allerdings bringt es auch nichts, die Muskeln in anfäng-

TIPP

Sportfavoriten für schöne Beine

Regelmäßiges Training ist der Erfolgsfaktor Nummer eins für schöne Beine. Deshalb ist der Spaßfaktor so wichtig. Ruhig öfter mal zu einer anderen Sportart wechseln. Hier die besten Fatburner im Vergleich:

Sportart	kcal/h
Aerobic	600
Aqua-Gym	700
Radfahren	700
Schwimmen	700
Tanzen	600
Walking	500

lichem Übereifer zu überfordern. Zu schnelles, zu häufiges und zu viel Training führt allerhöchstens zu Verletzungen. Das richtige Maß entscheidet. Und ein paar Dinge sollten Sie beachten:

➤ Der Rücken muss bei den Übungen gerade bleiben. Sonst drohen schmerzhafte Verspannungen.

➤ Die Bauchmuskeln gut anspannen. Das nützt doppelt: Die Beine arbeiten gezielter, der Bauch wird mittrainiert.

➤ Auf die richtige Atemtechnik kommt es an: ausatmen während des Anspannens, einatmen beim Entspannen.

STRETCHING MACHT TOPFIT

Lange Zeit wurde das Thema Stretching kontrovers diskutiert. Neueste frohe Botschaft aus der Fitnesswissenschaft: Intensives Stretching macht nicht nur beweglicher, sondern auch kräftiger. Eine Forschungsgruppe der Universität Wuppertal fand heraus, dass beim Dehnen die gleichen Kräfte auf die Muskulatur wirken wie beim Krafttraining. Im Klartext: Die Muskelkraft wird um 19 Prozent gesteigert, und gleichzeitig wird das Bindegewebe gekräftigt. Ein aufgewärmter Muskel ist außerdem nicht so verletzungsanfällig.

STATISCH ODER DYNAMISCH

Man unterscheidet zwei Techniken: Statisches Stretching ist die klassische Methode. Dabei wird die Dehnung 10 bis maximal 30 Sekunden gehalten, ohne weitere Bewegung.
Beim dynamischen Stretching verstärkt man die Dehnung durch Nachfedern. Sportmediziner warnen gerade Anfänger vor dieser Methode. Zu starkes Wippen kann, besonders bei kalter Muskulatur zu Beginn des Trainings, schnell einmal Zerrungen und Muskelfaserrisse hervorrufen.

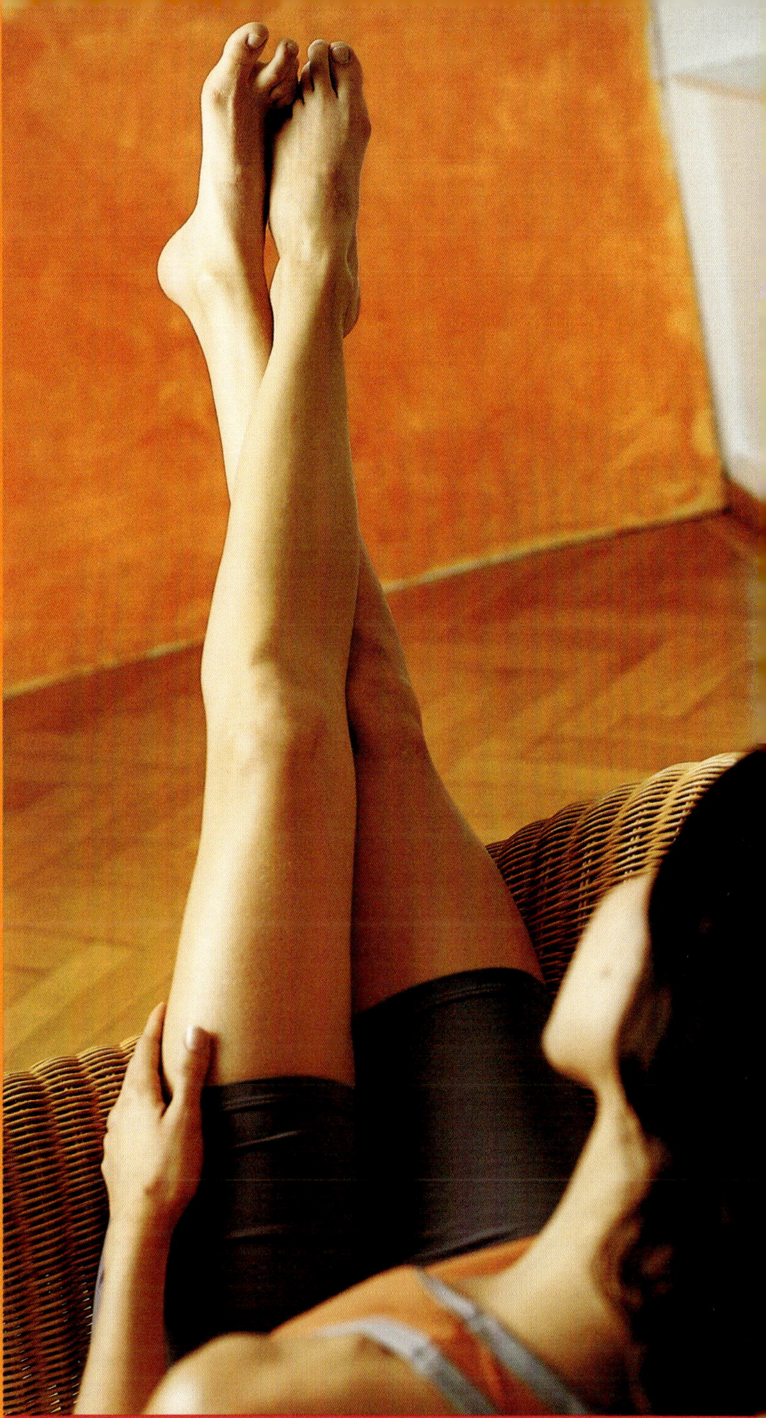

Blickfang Beine: An den Oberschenkeln setzt Fett bevorzugt an. Lassen Sie nicht locker, und trainieren Sie regelmäßig!

Stretching

Vor dem Training ist Dehnen ein Muss, weil man mit kalten Muskeln Verletzungen riskiert, auf Dauer sogar Gelenkschäden. Als Cool-down fördert es hinterher die Entspannung der Muskulatur. Wellness-Faktor inklusive: Man fühlt sich erholt wie nach einer Massage. Stretching verbessert auch die Konturen, indem es die Muskeln in eine harmonische Form bringt. Sanfte Dehnübungen ziehen sie in die Länge. Das macht sie schön geschmeidig und elastisch.

TIPP

Richtig stretchen

- Jede Übung machen und pro Seite zweimal stretchen.
- Den Muskel 10 bis maximal 30 Sekunden in der Dehnung halten. Auch wenn's länger ginge, besser locker lassen. Schonender ist es, öfter zu dehnen.
- Nur so weit stretchen, bis Sie eine intensive Spannung spüren. Wehtun darf es keinesfalls.
- Eine Dehnung niemals ruckartig beenden. Die Spannung immer langsam lösen.
- Richtig atmen: wie beim Yoga tief aus dem Bauch atmen, ruhig und ganz langsam.

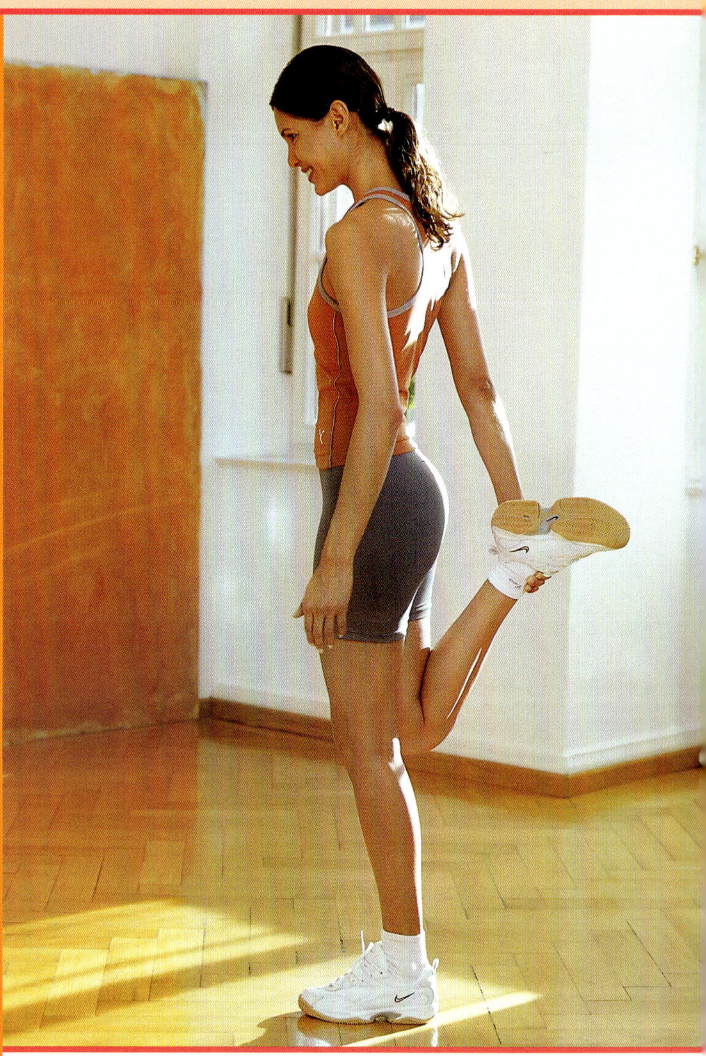

▲ Oberschenkel Vorderseite
Im Stehen das rechte Bein nach hinten anwinkeln und mit der rechten Hand das Fußgelenk an der Fessel umfassen. Die Ferse möglichst nah an den Po ziehen, bis auf der Vorderseite des Oberschenkels eine deutliche Spannung zu spüren ist. Die Position mindestens zehn Sekunden halten, dann zum anderen Bein wechseln. Variante: in Bauchlage. Der jeweils freie Arm wird dabei als Stütze unters Kinn gelegt. Aufpassen: Die Hüfte muss am Boden bleiben!

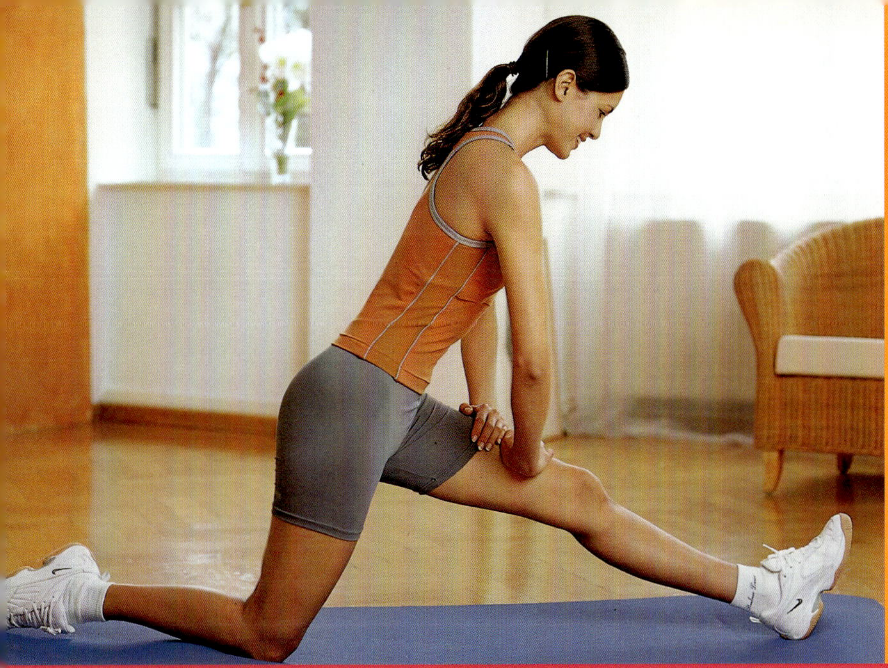

Hüfte und Rückseite der Beine

Knien Sie sich hin. Als Unterlage für die Knie am besten ein Handtuch oder eine Gymnastikmatte verwenden. Ein Bein nach vorn ausstrecken und den Fuß mit der Ferse aufsetzen. Das Knie dabei nicht völlig durchdrücken. Mit beiden Händen auf dem Oberschenkel des vorderen Beins aufstützen. Den Po so weit nach hinten schieben, bis eine deutliche Dehnung zu spüren ist. Dabei den Rücken gerade halten und den Nacken lang machen. Zehn Sekunden halten, danach auf die andere Seite wechseln.

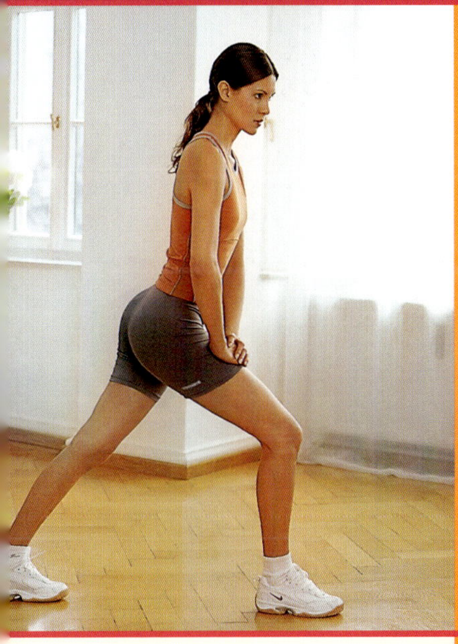

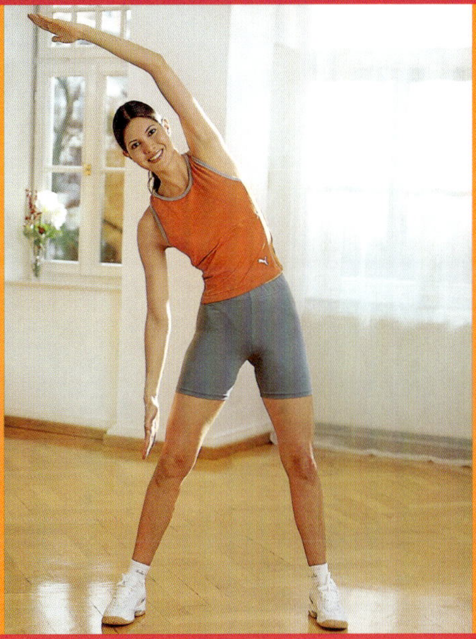

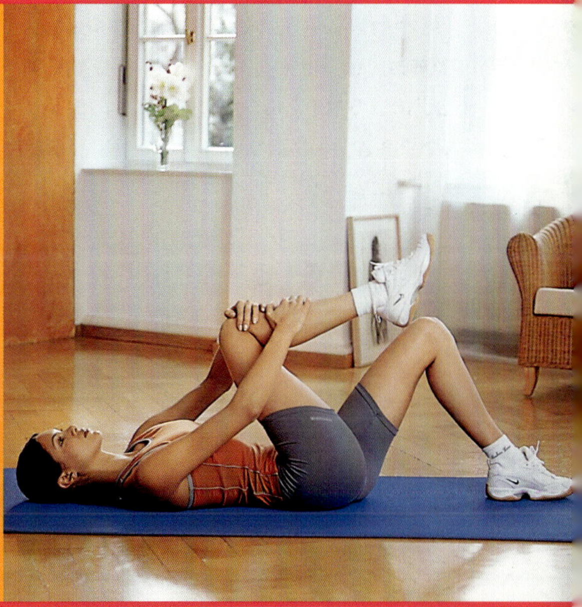

Waden

Das rechte Bein angewinkelt nach vorn stellen, mit dem linken einen Ausfallschritt nach hinten machen. Die hintere Ferse fest auf den Boden pressen, beide Hände auf dem rechten Oberschenkel abstützen. Die Dehnung 10 bis 30 Sekunden halten, dann Seitenwechsel.

Bauch und Taille

Stellen Sie sich gerade hin, die Füße hüftbreit auseinander. Strecken Sie den linken Arm über dem Kopf nach rechts oben und beugen den Oberkörper zur rechten Seite. Die Dehnung muss man deutlich in der Seite spüren. Zehn Sekunden halten, dann Seitenwechsel.

Po und Oberschenkel hinten

Rückenlage mit angewinkelten Knien einnehmen. Die Füße stehen flach auf dem Boden. Beide Hände umfassen das rechte Knie und ziehen es in Richtung linke Schulter. Nacken und Schulter bleiben völlig entspannt. Ziehen darf es nur im Po und im hinteren Oberschenkel. Zehn Sekunden halten, dann ist Seitenwechsel angesagt.

Die Oberschenkel – Außen- und Innenseite

An den Oberschenkeln sollte der erste Blick auf die Beine hängen bleiben. Denn die Konturen der Innen- und noch mehr der Außenseite sorgen für eine harmonische Bodyline. „Reithosen" sind deshalb ein oft beklagtes Problem. Genetisch bedingt lagert sich an diesen Stellen gerne Fett ab. Und es ist hartnäckig. Wer viel abzuspecken hat, muss zusätzlich durch Herz-Kreislauf-Training die Fettverbrennung ankurbeln. Die Oberschenkelübungen sorgen für straffere Formen, mehr Kraft und Flexibilität dieser Muskelgruppen.

Optimale Trainingseinheit:

Pro Seite mit 12 Wiederholungen beginnen. Mindestens 2 Sätze.

➤ Außen: Abduktoren

In Seitenlage auf den Boden legen. Auf dem rechten Unterarm abstützen, den anderen Arm mit der Handfläche parallel zum Körper aufstützen. Das linke Bein mit leicht angewinkeltem Fuß anheben, bis es sich mindestens auf Hüfthöhe befindet. Dabei nicht nach vorn oder nach hinten kippen. Bis drei zählen, dann das Bein langsam wieder senken. Seitenwechsel nach dem ersten Satz.

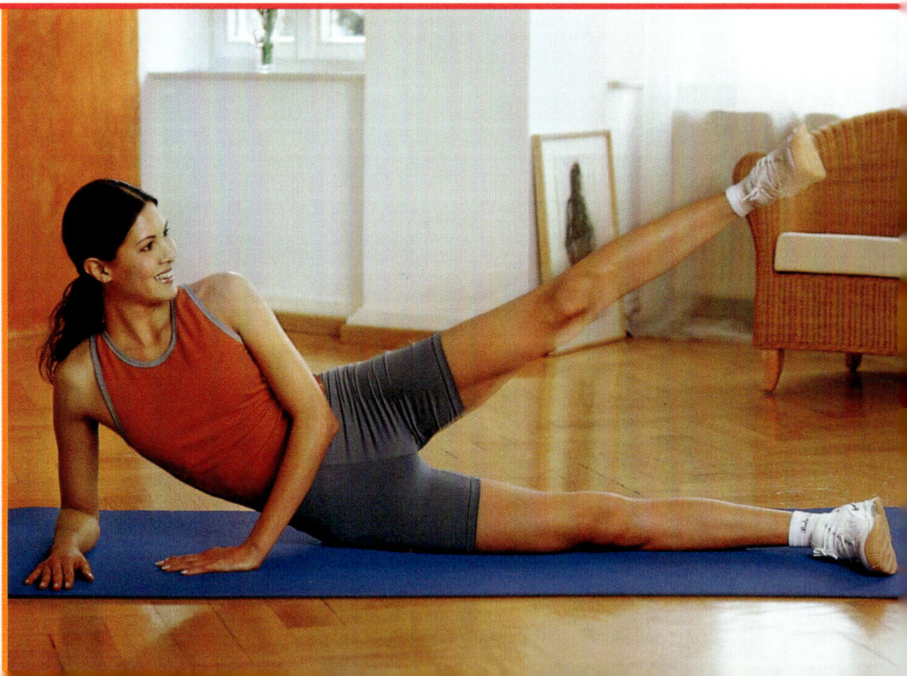

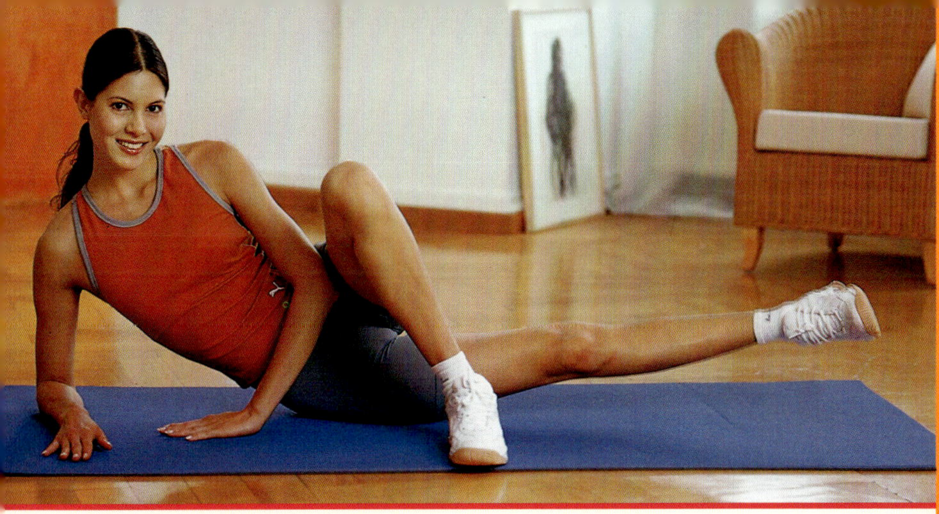

Innen: Adduktoren

Gleiche Position wie beim Abduktoren-Workout. Das obere Bein vor dem Oberschenkel des unten liegenden Beins auf den Boden stellen. Nun das untere gestreckte Bein langsam heben und senken. Wer will, kann die Übung auch im Stehen durchführen: Dabei kreuzt das arbeitende Bein mit angespannten Innenmuskeln langsam vor dem Standbein.

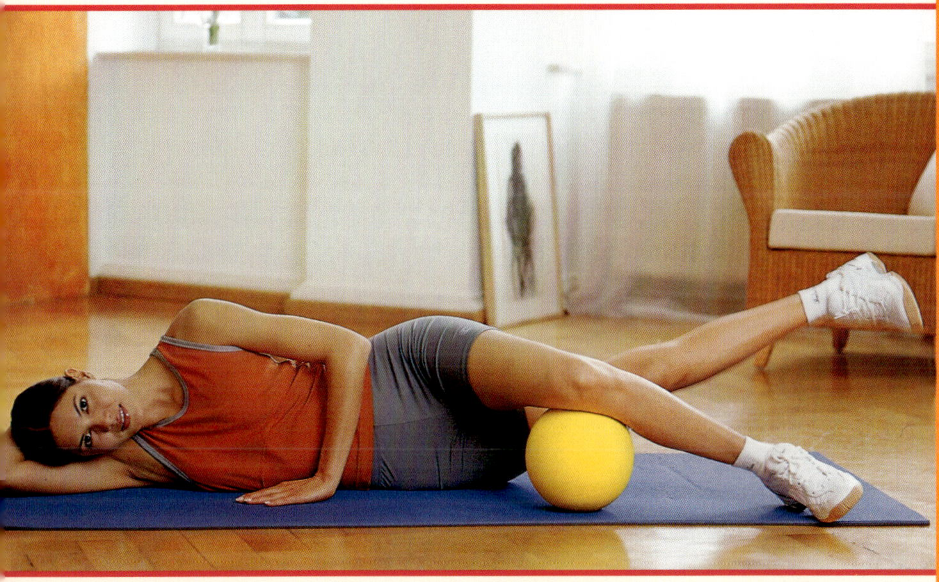

Innen: mit Ball

Seitenlage einnehmen. Der untere Arm ruht angewinkelt unter dem Kopf. Mit der Handfläche des anderen Arms vor dem Körper abstützen. Das obere Bein ist leicht gebeugt und liegt auf einem mittelgroßen Ball. Nun das untere gestreckte Bein gleichmäßig heben und senken, ohne es zwischendurch auf dem Boden abzulegen. Unbedingt darauf achten, dass die Hüfte während der Bewegung nicht nach vorn wegkippt!

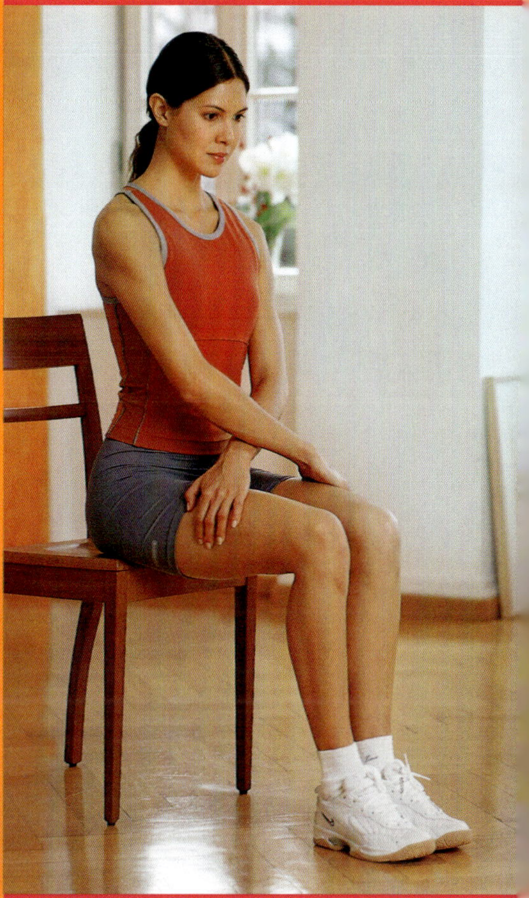

Außen: zweibeinig

Für diese Übung brauchen Sie einen harten Stuhl. Mit geschlossenen Knien hinsetzen, die Füße flach auf den Boden stellen. Die Arme so vor dem Körper kreuzen, dass jeweils eine Handfläche an der Außenseite des Oberschenkels liegt. Der Rücken bleibt gerade, während die Oberschenkel gegen den Widerstand der Hände nach außen drücken. Die Anspannung 30 Sekunden halten, dann 30 Sekunden entspannen. Zehnmal wiederholen.

Die Oberschenkel – Vorder- und Rückseite

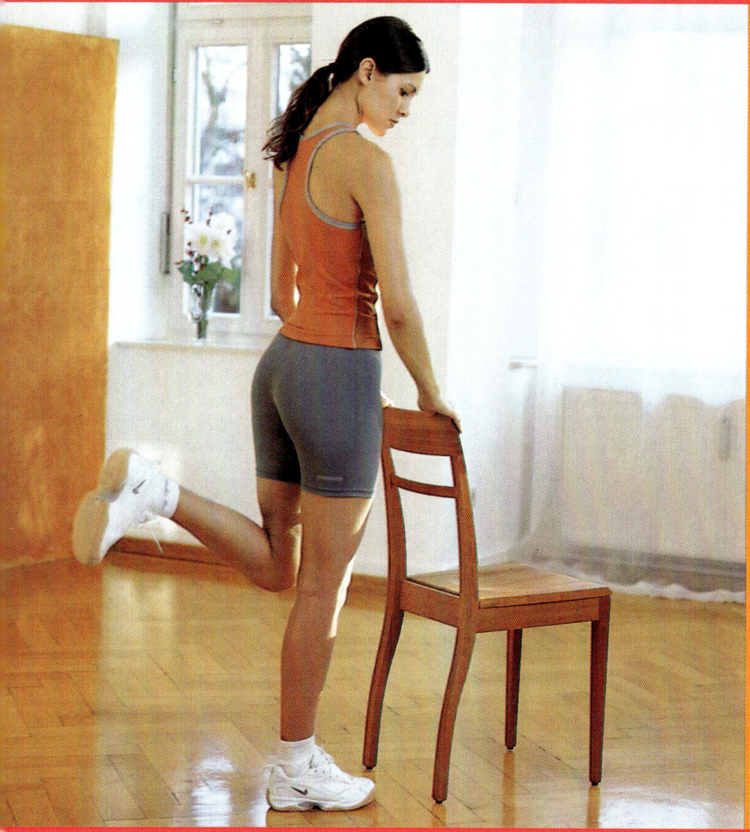

Vier ziehen am gleichen Strang. Der Oberschenkelmuskel auf der Beinvorderseite besteht aus vier Anteilen. Er fungiert als Beinstrecker für das Kniegelenk. Sein dreiteiliger Gegenspieler auf der Rückseite, der Beinbeuger (englisch *hamstrings*), ist wesentlich schwächer. Dringend gebraucht wird er beispielsweise beim Radfahren. Fürs Workout gilt: erst die Hamstrings trainieren, dann die stärkere Vorderseite.

Optimale Trainingseinheit:

Anfangs jede Übung pro Seite 12-mal wiederholen. Mindestens 2 Sätze.

Für die Rückseite

Als Hilfsmittel dient ein Stuhl mit Rückenlehne. Dahinter aufstellen und mit den Händen an der Stuhllehne festhalten. Das rechte Standbein ist leicht gebeugt. Das linke Bein so nach hinten ausstrecken, dass nur noch die Fußspitze den Boden berührt. Den Unterschenkel langsam nach oben anwinkeln, bis es im Oberschenkel deutlich spannt. Wieder senken. Nach dem ersten Satz zum anderen Bein wechseln.

Hamstrings im Kniestand

Auf allen vieren auf den Boden knien. Die Unterarme parallel zueinander nach vorn abstützen. Ein Bein nach hinten ausstrecken, die Fußspitze zeigt nach unten. Nun den Unterschenkel langsam zum Po ziehen und wieder zurückführen. Nicht ablegen, sondern gleich weitermachen. Wichtig: Die Hüften bleiben parallel zum Boden. Nacken, Rücken und Oberschenkel des ausgestreckten Beines bilden eine Gerade.

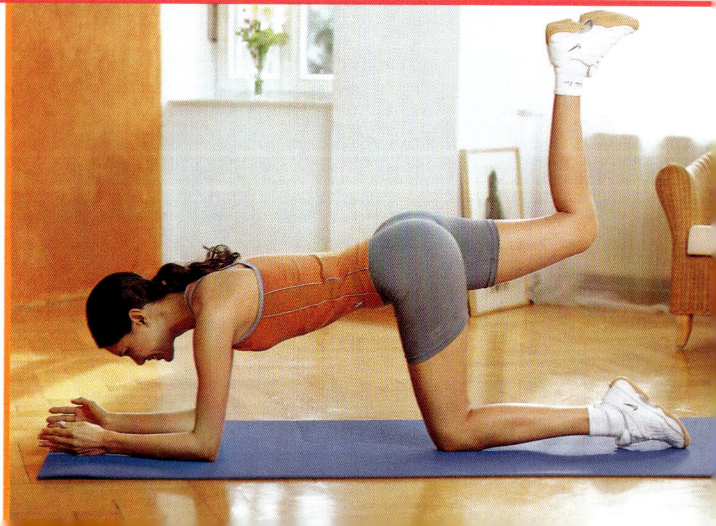

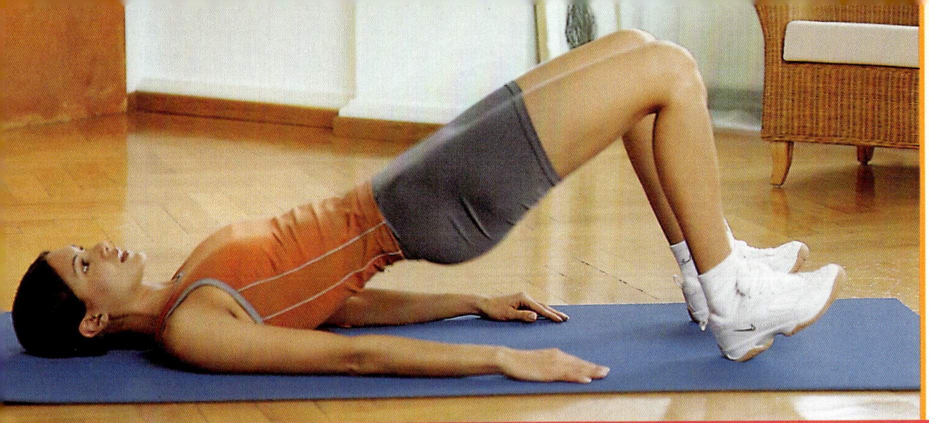

Hamstrings im Liegen

Legen Sie sich auf den Rücken und winkeln die Beine an. Die Füße berühren nur mit den Fersen den Boden. Der Nacken bleibt locker, die Arme liegen entspannt neben dem Körper. Das Becken so weit anheben, dass die Oberschenkel mit dem Oberkörper eine Linie bilden. Die Spannung muss deutlich in der hinteren Oberschenkelmuskulatur zu spüren sein. Zehn Sekunden halten und das Becken immer wieder heben und senken, ohne es abzusetzen.

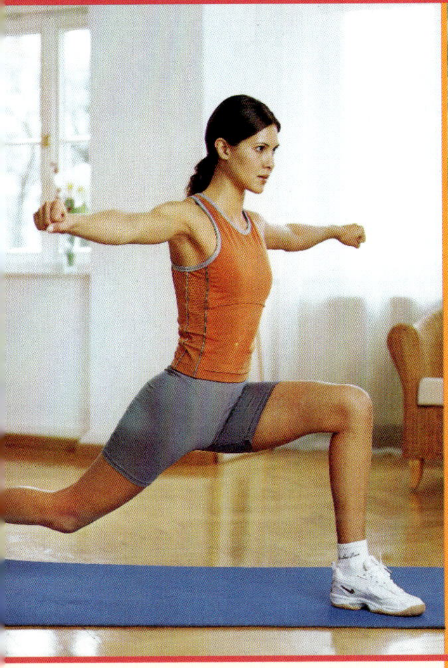

Ausfallschritt nach vorn

Aufrecht hinstellen mit geschlossenen Füßen. Die Arme seitlich in Schulterhöhe ausstrecken. Mit dem rechten Bein einen großen Schritt nach hinten machen. So weit zurückschieben, bis das vordere Bein im 90°-Winkel gebeugt ist. Das hintere Knie hat fast Bodenkontakt. Dann mit geradem Oberkörper langsam auf dem vorderen Fuß aufrichten. Das Knie darf sich dabei nicht vor die Fußspitze schieben. Zur Kontrolle: Das hintere Bein ist nahezu gestreckt. Dann das vordere Knie wieder beugen, während sich das hintere senkt.

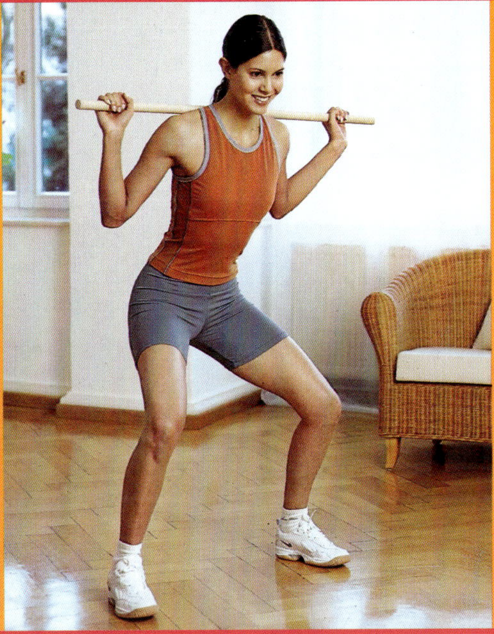

Kniebeugen mit Besenstiel

Aufrecht stehend die Füße schulterbreit öffnen. Den Besenstiel in den Nacken legen und die Enden mit den Händen fassen. Der Rücken bleibt gerade, während sich der Oberkörper leicht nach vorn neigt. Den Po langsam, so weit es geht, nach unten absenken, so als wollten Sie sich auf einen Stuhl setzen. Ebenso langsam wieder zurück in die Ausgangsposition. Wichtig: Die Knie kommen nicht weiter vor als zu den Fußspitzen.

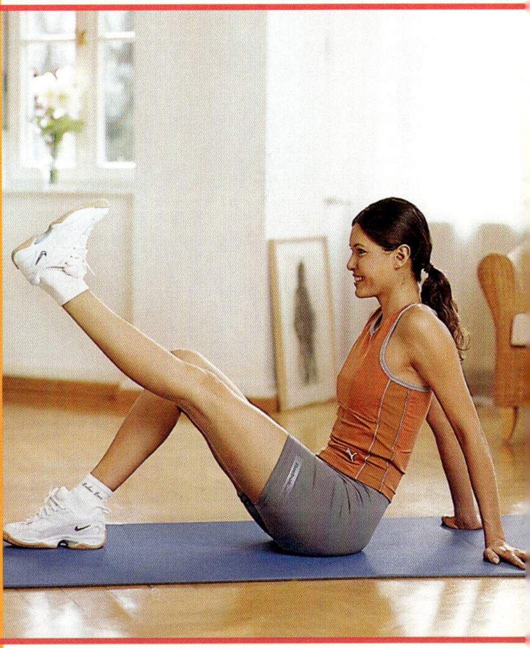

Für die Vorderseite

Auf den Boden setzen und den Oberkörper mit den Händen nach hinten abstützen. Die Füße werden aufgestellt. Jeweils im Wechsel ein Bein ausstrecken. Richtig ausgeführt wird die Übung, wenn das ausgestreckte Bein so hoch gehalten wird, dass sich beide Knie auf gleicher Höhe befinden; nur der Oberschenkel bewegt sich. Darauf achten, dass der Rücken immer gerade bleibt. 20-mal sollten Sie auf jeder Seite schaffen.

Beintraining mit Gummiband

TIPP

Dos & Don'ts nach dem Sport

- Durchgeschwitzte Kleidung ablegen. Kälte und Zugluft verhärten die Muskeln.
- Nicht zu heiß und zu lange duschen, das entzieht der Haut Fett und Feuchtigkeit.
- Nach dem Duschen mit einem speziellen Sport-Tonic oder mentholhaltigem Muskelfluid eincremen. Das lockert die Muskeln.
- Bananen sind der ideale Power-Snack. Sie liefern wichtige Nährstoffe wie Kalium, Magnesium, Eisen und Vitamin B_6.
- Nach dem Workout nicht gleich zum Kaffee greifen. Er stoppt den beim Trainieren in Gang gesetzten Abbau von Stresshormonen.
- Tabu ist auch Alkohol: Er erhöht den Vitaminbedarf und wirkt appetitanregend.
- Apfelschorle statt Isodrink bringt dem Normalsportler mehr: Sie enthält zusätzlich Kohlenhydrate, die die Energie steigern.
- Erfrischt heißgelaufene Füße: ein kaltes Fußbad mit einer Hand voll Salz im Wasser.
- Wenn Sie ein bis zwei Stunden nach dem Sport viel trinken, aber nichts essen, füllt der Körper seine Energiespeicher aus eigenen Reserven wieder auf. So wird zusätzlich Fett abgebaut.

Einfach genial zum Bodystyling sind Stretchbänder. Sie bringen Abwechslung ins Programm und machen all denen Spaß, die lieber mit „Gerät“ trainieren. Wir zeigen Ihnen hier, wie Sie einige Übungen, die Sie auf den beiden vorhergehenden Doppelseiten kennen gelernt haben, variieren und intensivieren können. Denn das Band steigert den Effekt der Übungen, weil gegen den Widerstand des Gummis gearbeitet werden muss. Das heizt den Muskeln gehörig ein. Stretchbänder gibt es in unterschiedlichen Stärken und Längen in Sportfachgeschäften. Je nach Hersteller haben sie auch verschiedene Namen. Man kann die Enden der Bänder verknoten oder mit einem Clip zur Schlaufe schließen.

Optimale Trainingseinheit:

Mindestens 2-mal pro Woche mit Gummiband trainieren. Anfänger starten mit 12 Wiederholungen und 2 Sätzen. Langsam steigern auf 3 Sätze à 12 bis 20 Wiederholungen oder zur nächsthöheren Gummistärke wechseln. Fortgeschrittene beginnen mit 2 Sätzen à 20 Wiederholungen und steigern auf 3 Sätze à 24 Wiederholungen.

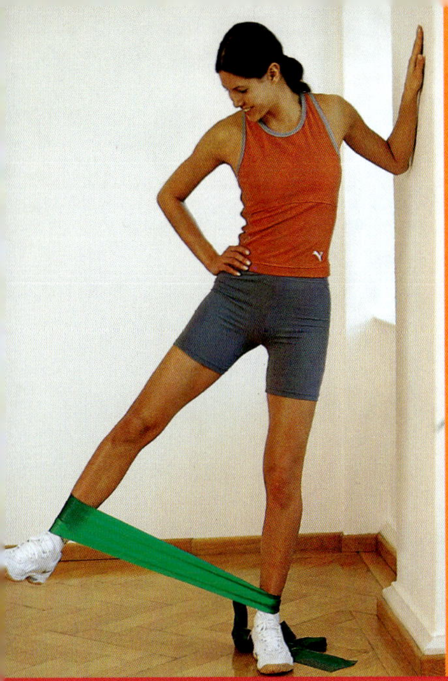

Sidelift außen

Stellen Sie sich mit hüftbreit gespreizten Beinen hin, die leicht gebeugten Knie zeigen nach vorn. Das Gummiband an den Enden zusammenknoten und so um die Fesseln legen, dass es leicht gespannt ist. Dann ein Bein gegen den Widerstand zur Seite ziehen. Leichter lässt sich die Balance halten, wenn man sich auf der Seite des Standbeins mit der Hand an einer Wand abstützt. Seitenwechsel nach dem ersten Satz.

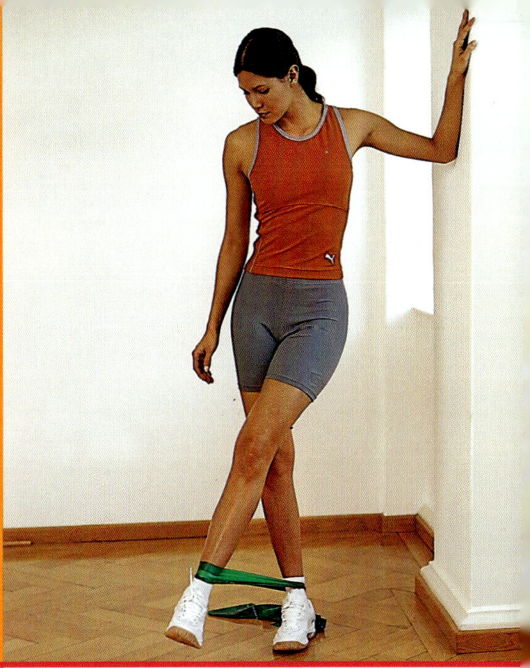

Sidelift innen

Die Grundstellung ist die Gleiche wie beim Sidelift außen. Um die Muskulatur an den Oberschenkelinnenseiten zu straffen, wird das gestreckte Bein vor dem Standbein gekreuzt. Arbeiten Sie gegen den Widerstand des Stretchbands. Der Fuß ist leicht angewinkelt, die Ferse weist in die Zugrichtung. Nach dem ersten Satz ist das andere Bein an der Reihe.

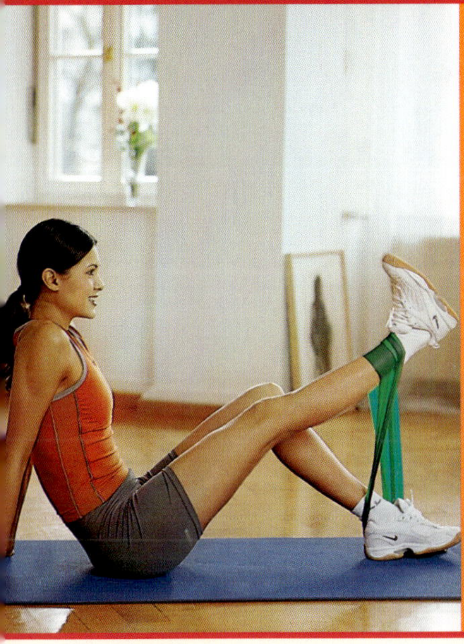

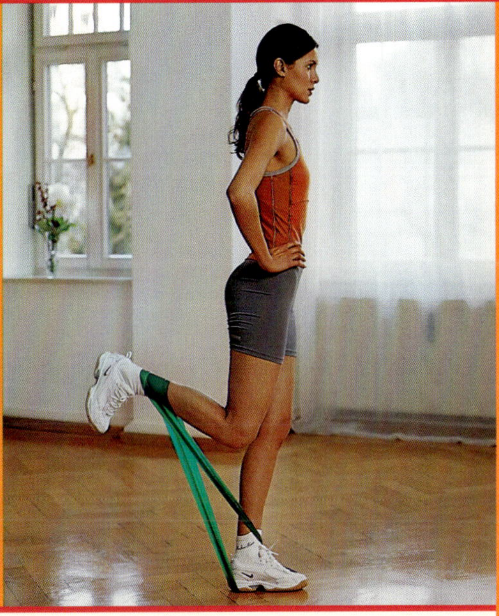

Oberschenkel vorn

Setzen Sie sich auf den Boden. Die Hände sind nach hinten abgestützt, die Beine aufgestellt. Das verknotete Gummiband wird mit leichter Spannung um die Fesseln gelegt. Nun jeweils ein Bein nach oben strecken und wieder beugen in einem gleichmäßigen, möglichst langsamen Rhythmus. Die Knie sind dabei stets auf gleicher Höhe, und der Rücken ist gerade. Die Spannung des Gummibandes muss erhalten bleiben. Das Bein darf zwischendrin nicht abgesetzt werden. Seitenwechsel nach einem Satz.

Oberschenkel hinten

Sie stehen in aufrechter Ausgangsposition mit hüftbreiter Fußstellung. Die Hände sind in die Taille gestemmt. Legen Sie das Gummiband gespannt um die Fesseln und fixieren es mit dem linken Fuß am Boden. Nun den rechten Unterschenkel nach hinten anheben, bis er sich in etwa parallel zum Boden befindet. Langsam senken und wieder heben. Kontrollblick in den Spiegel: Der angehobene Fuß muss hinter dem Knie verschwinden. Dann ist sicher, dass das Knie nicht verdreht wird. Anschließend ist das linke Bein dran.

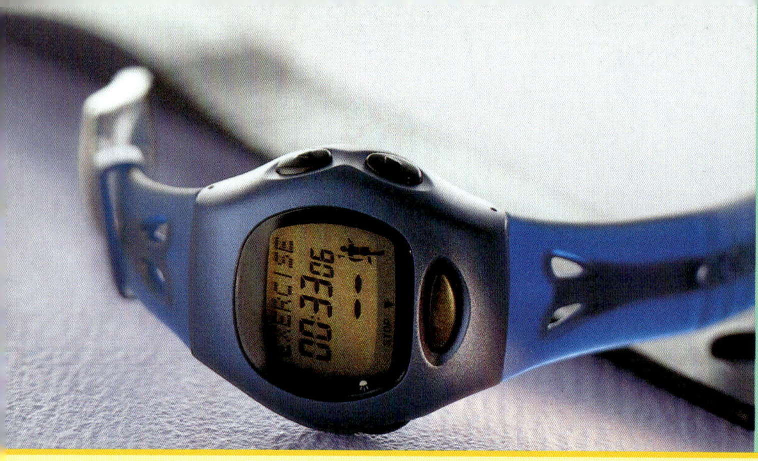

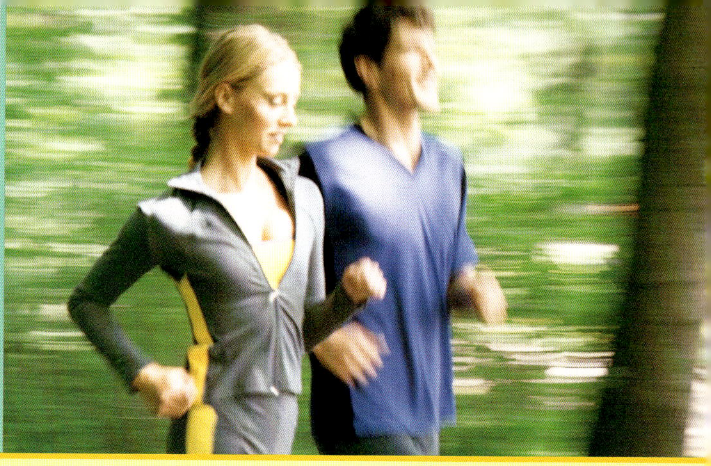

Basics

Power-Walking

Fatburner-Übungen bringen zwar die Muskeln in Form, doch um verstärkt Pölsterchen abzubauen, muss der Fettstoffwechsel zusätzlich durch Ausdauertraining angeheizt werden. Ideal für die Problemzonen ist Power-Walking. Es ist gelenkschonend und äußerst effektiv.

„AEROB“ ODER „ANAEROB“

Wer sich richtig auspowert beim Laufen, hat sich zwar ordentlich angestrengt, aber leider nicht allzu viel für seine Figur getan. Weshalb? Weil Fett nur bei gemäßigtem Tempo abgebaut wird. Ganz einfach: Zur Fettverbrennung braucht der Körper Sauerstoff, der mit der Atemluft aufgenommen wird. Eine ausreichende Menge kann der Körper aber nur bei mäßiger Belastung aufnehmen. Man spricht dann von aerobem Training (griechisch *aer* = Sauerstoff). Hetzen wir beispielsweise völlig außer Atem eine Treppe hoch, ist der verfügbare Sauerstoff nach kürzester Zeit verbraucht. Der Muskel beginnt dann anaerob, also ohne Sauerstoff zu arbeiten. Die Folge: Durch den Sauerstoffmangel im Körper werden Kohlenhydrate nur in Form von Glucose (Traubenzucker) verbraucht, aber kein Fett abgebaut.

Wie stellt man nun fest, wann man sein optimales Belastungsniveau erreicht hat, das die Fettpolster zum Schmelzen bringt? Die einfachste Faustregel beim Ausdauertraining lautet: Das richtige Lauftempo ist erreicht, wenn man sich dabei noch problemlos unterhalten kann, ohne zwischendurch nach Luft japsen zu müssen. Die Empfehlung des Deutschen Sportbundes lautet: auf vier Schritte einatmen, auf vier Schritte ausatmen.

FETTVERBRENNUNG NACH MASS

Besser ist es, sich nach der eigenen Herzfrequenz, also dem Pulsschlag, zu richten. Die einfache Belastungsformel für ein Herz-Kreislauf-Training lautet: „220 minus Lebensalter“. Sie ergibt die maximale Herzfrequenz (MHF), die beim Ausdauertraining nicht überschritten werden sollte. Damit der Körper möglichst viel Fett verbrennt, muss das Lauftempo auf etwa 65 Prozent der Maximalfrequenz gedrosselt werden. Diese Formel kann allerdings nur eine ungefähre Richtschnur sein. Denn man muss

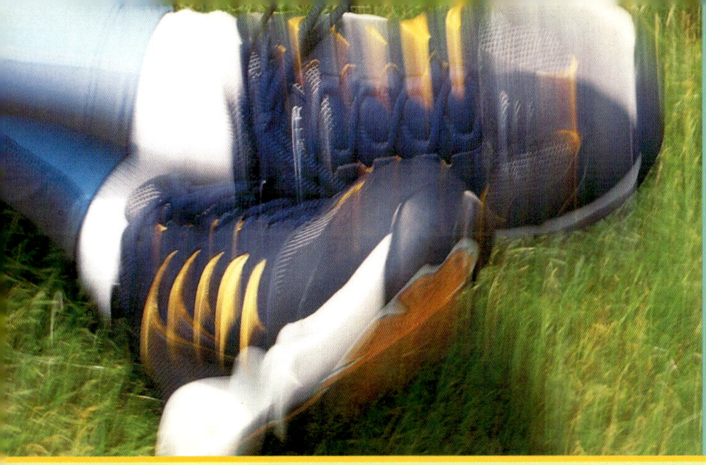

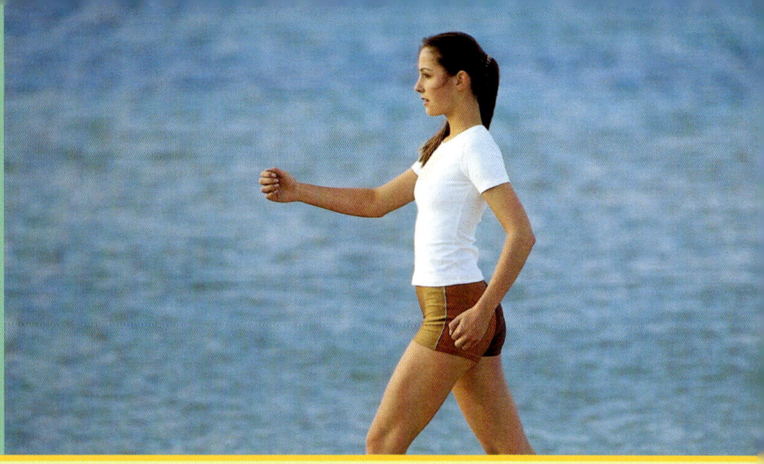

auch die jeweilige Sportart berücksichtigen und die persönliche Kondition des Einzelnen. Wer ein regelmäßiges Lauftraining anpeilt, sollte sich nicht auf vage Berechnungen verlassen, sondern seine individuellen Werte genau errechnen. Die exakteste Möglichkeit, seinen idealen Trainingspuls zu ermitteln, bietet eine Kontrolluhr am Handgelenk. Ein Sender am Brustkorb registriert die Herztöne, die Uhr zeigt die Herztöne pro Minute an und errechnet den optimalen Trainingspuls.

WARUM POWER-WALKING?

Power-Walking ist der ideale Ausdauersport. Es ist nicht so anstrengend wie Joggen (wo man schnell aus der Puste kommt und bald die Lust dran verliert), und es sind keine besonderen körperlichen Voraussetzungen erforderlich. Walken kann jeder. Immer und überall. Beim schnellen Gehen werden Kreislauf und Stoffwechsel aktiviert. Der positive Effekt: Erstens, man verbrennt mehr Fett. Zweitens, speziell die Muskulatur an Oberschenkeln, Hüfte und Po wird beansprucht. Im Kampf gegen die Problemzonen gibt es kein besseres Rezept. Diese Stellen werden beim Power-Walking spürbar stärker strapaziert als beim Joggen, die Gelenke dagegen geschont.
Damit der Körper tatsächlich die Fettreserven angreift und in Muskeln umwandelt, ist folgendes Kombiprogramm ideal: Zwei- bis dreimal pro Woche 30 bis 45 Minuten walken. An den anderen Tagen Fatburner-Workout machen.

LET'S WALK

Die richtige Technik zum Power-Walken ist schnell gelernt: Man geht in großen, schnellen Schritten vorwärts. Dabei werden die Füße vollständig von den Fersen bis zu den Zehen abgerollt. Die Knie sind beim Aufsetzen leicht gebeugt, es befindet sich immer ein Fuß am Boden. Darin liegt das ganze Geheimnis, warum Power-Walking so gelenkschonend ist. Beim Laufen auf eine aufrechte Haltung achten, der Oberkörper bleibt ruhig. Die angewinkelten Arme bewegen sich schwungvoll, aber gegengleich zu den Beinen. So unterstützen sie die Abstoßbewegung der Füße.
Damit das Power-Walken nicht langweilig wird, kann man durch Laufvarianten für Abwechslung sorgen. Wogging nennt man das schnelle Gehen mit kleinen Gewichtsmanschetten an den Händen. Beim Hill-Walking geht's bergauf und bergab.

DAS GEEIGNETE OUTFIT

Zwei Kriterien sollte die Kleidung erfüllen: Sie muss bequem und wettergerecht sein – leichte Fitnessklamotten oder Jogginganzug bei schönem Wetter. Im Regen empfiehlt sich eine atmungsaktive dünne Jacke. Auf keinen Fall zu warm anziehen! Bewährt hat sich das Zwiebelprinzip mit T-Shirt und Sweatshirt. Für die Füße: Walken kann man prinzipiell mit jedem bequemen Jogging- oder leichten Wanderschuh. Optimal ist allerdings ein echter Walkingschuh mit niedrigem, abgeschrägtem Absatz, der für die spezielle Abrolltechnik entwickelt wurde.

Der Po braucht Power

In Sachen Mode steht der Po häufig im Mittelpunkt. Doch die Kehrseite der Frau bleibt nicht so ohne weiteres straff und fest. Ohne Training siegt irgendwann die Schwerkraft.

TIPP

Motivieren im Schlaf

Gehören Sie zur Gattung „Couchpotato" und haben sich endlich aufgerafft, etwas für Ihre Figur zu tun? Dann lassen Sie sich von den Motivationskrisen zwischendurch nicht kleinkriegen. Wenn Sie sich am liebsten mal wieder auf dem Sofa verkriechen würden, hilft Ihnen ein einfacher Psychotrick:

- Aktivieren Sie Ihre Fantasie. Jeden Abend beim Einschlafen stellen Sie sich für einige Minuten Ihre Wunschfigur vor.
- Sehen Sie sich, wie Sie schlank und rank in einem hautengen Gymnastikdress aussehen oder im Bikini am Strand – und zwar möglichst detailliert.
- Spüren Sie, wie es sich anfühlt, wenn Sie unbeschwert laufen, springen, hüpfen.

Dadurch verankert sich das schlanke Selbstbild fest im Unterbewusstsein, und Sie verhalten sich wieder figurfreundlich.

MINUSPUNKTE FÜR VIELSITZER

Unseren Alltag verbringen wir viel zu oft im Sitzen. Im Büro. Im Auto. Vor dem Fernseher. Der Gesäßmuskel ist deshalb in der Regel unterfordert. Eigentlich sind es drei Muskelbereiche, die am „Großen Rollhügel" nahe der senkrechten Pofalte ansetzen. Man unterscheidet zwischen dem kleinen, dem mittleren und dem großen Gesäßmuskel. Letzterer ist für die Form der Kehrseite verantwortlich. Und er will gepflegt werden. Ohne regelmäßiges, gezieltes Training macht der Po schnell schlaff und wird zum Durchhänger – wenn man nicht rechtzeitig die Initiative ergreift.

Als größter Single-Muskel im Körper verlangt der große Gesäßmuskel besonders viel Training, denn er ist in mehr oder weniger üppiges Fettgewebe eingebettet, das noch dazu schlecht durchblutet ist. Und nicht zuletzt ist das Bindegewebe an dieser Stelle extrem weich und ausdehnungsfähig. Für Cellulite ein ideales Ausbreitungsfeld.

Eine verkümmerte Gesäßmuskulatur kann aber auch unangenehme Auswirkungen auf die Gesundheit haben. Denn die schlechte Körperhaltung verursacht häufig Schmerzen im Bereich des unteren Rückens. Bei Vielsitzern befinden sich die „Hüftbeuger" meist in gebeugter Haltung, sie werden also stark beansprucht. Ihre Gegenspieler, die Gesäßmuskeln, sind dagegen kaum gefordert. Dabei tragen gerade sie dazu bei, die Hüften in ihrer optimalen, aufrechten Stellung zu halten. Mit regelmäßigen Übungen beugen Sie Rückenschmerzen rechtzeitig vor. Das Gute: Dem Po wird's nie zu viel.

SCHNELLE POSTRAFFER

Als Trainingspartner ist der Po leicht zufrieden zu stellen. Hauptsache regelmäßig, lautet sein bescheidener Anspruch. Schon simples Spazierengehen erweist sich als effektiver Fitmacher. Mit gemütlichem Schlendern ist es allerdings nicht getan. Strammes, zügiges Gehen ist gefordert. Mit viel Schwung jeden Schritt über den Fußballen abrollen und dabei den Po bewusst fest anspannen.

Zum Grundprinzip sollte es werden, Treppen zu steigen und Lifte zu meiden. Wann immer es geht, das Auto in der Garage lassen und zu Fuß gehen.

Die Kehrseite lässt sich jederzeit und fast überall mit einfachen Übungen festigen. Potraining ganz nebenbei. Sogar im Sitzen klappt es: Die Pobacken fest zusammenkneifen, bis zehn zählen und wieder locker lassen. Insgesamt 20-mal.

HAUPTSACHE FEST

Eines muss man gleich vorweg klarstellen: Auch gezieltes und regelmäßiges Power-Training kann an der Grundform des Pos nichts verändern. Ob Apfel oder Birne, ob rund oder flach – das liegt am genetischen Muster. Nebenbei hat auch die Form des Beckens ein Wörtchen mitzureden. Zu einem breit gebauten Becken passt schlicht und einfach kein kleiner, runder Po. Es würde die natürliche Körperharmonie aus dem Gleichgewicht bringen. Daran können wir auch durch noch so radikale Hungerkuren nichts ändern. Im Gegenteil: Sie bringen die Kehrseite höchstens vollends aus der Fassung, weil das Auf und Ab der Pfunde die elastischen Fasern überdehnt. Ein gezieltes Po-Workout sorgt dafür, dass Fett abgebaut wird und das Gewebe straff und fest bleibt. Und knackig fest ist schließlich jeder Po ein Hingucker.

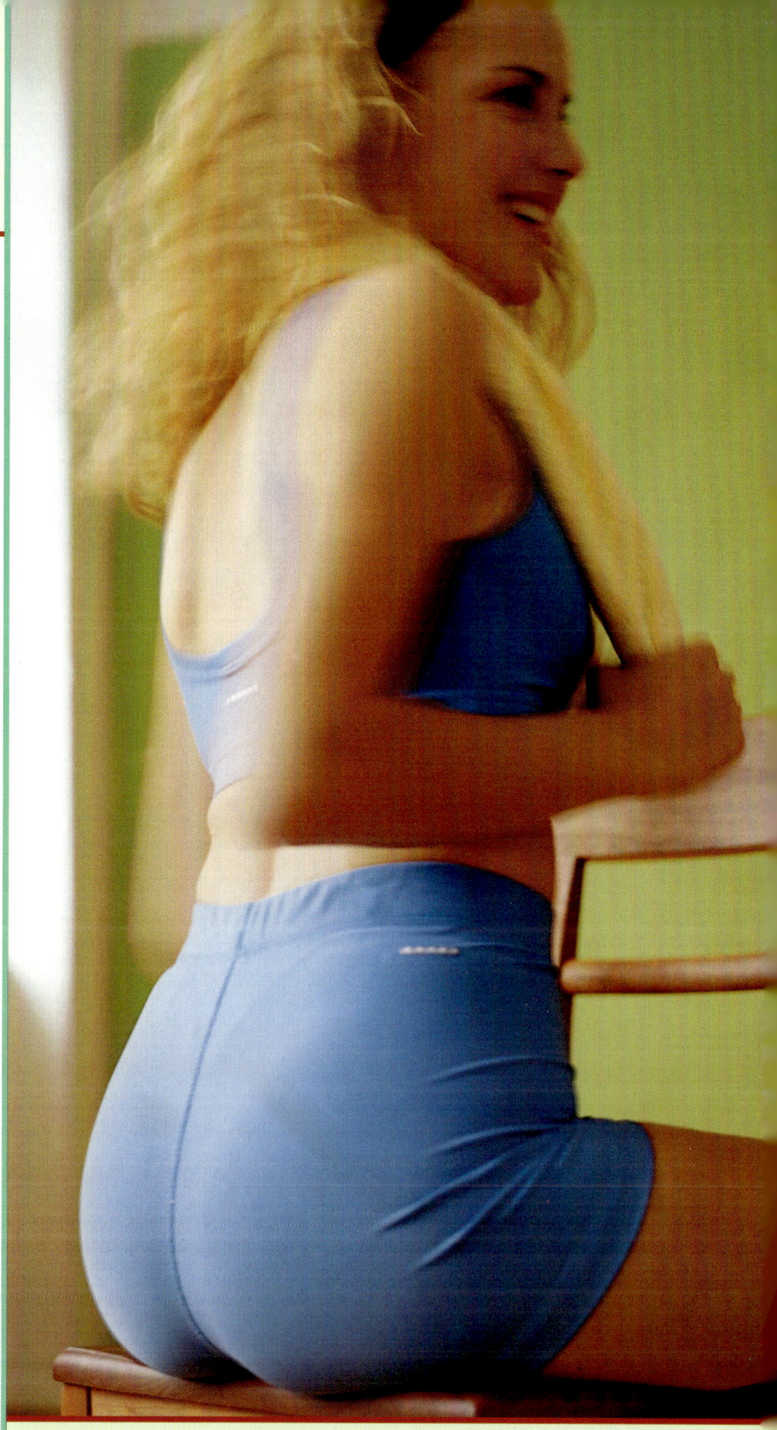

Apfel oder Birne? Über die Form des Pos entscheiden die Gene. Dass er knackig straff wird, erreichen Sie durchs Training.

Po-Workout

Jeden zweiten Tag zehn Minuten Muskelübungen für die Kehrseite sind eine gute Investition. Denn ein trainierter Po ist nicht nur optisch ein Pluspunkt. Der große Gesäßmuskel ist zugleich der kräftigste Strecker des Hüftgelenks. Die beiden kleineren Pomuskeln sind an allen Bewegungen des Oberschenkels beteiligt. Deshalb profitiert auch die Haltung von einer strammen Kehrseite.

Optimale Trainingseinheit:

Anfänger beginnen mit 10 bis 12 Wiederholungen, Fortgeschrittene mit 15 bis 20 Wiederholungen. Jeweils 2 Sätze.

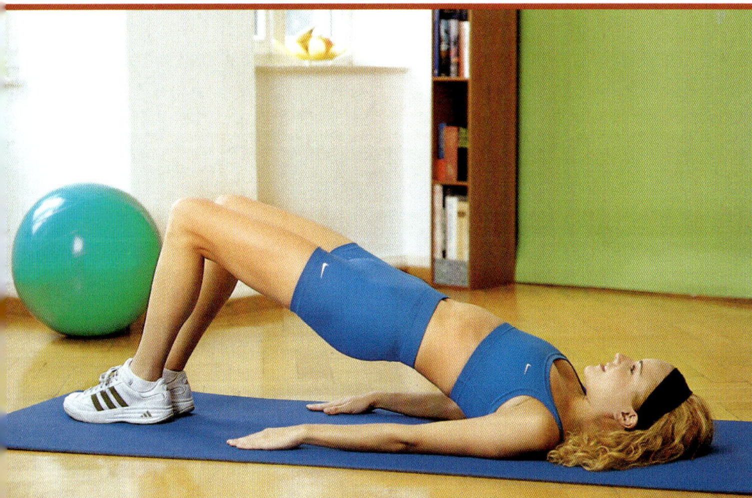

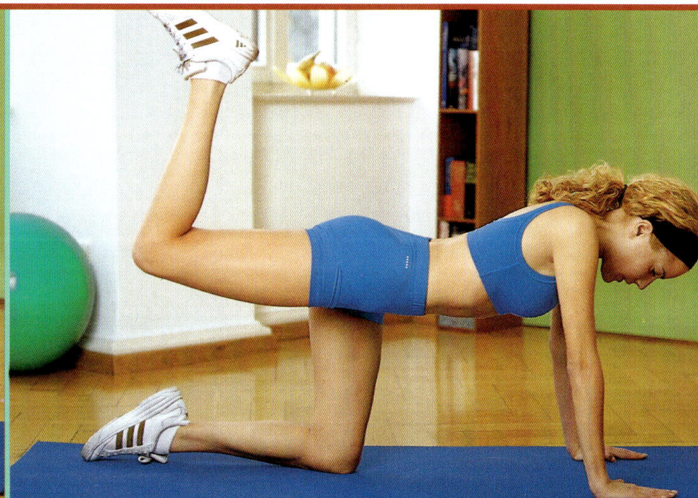

Po-Heben in Rückenlage

Flach auf den Rücken legen. Die Beine beugen und aufstellen. Die Arme liegen entspannt neben dem Körper. Das Becken so weit anheben, dass die Oberschenkel mit dem Rumpf eine gerade Linie bilden. Nun die Pobacken fest zusammenkneifen und bis zehn zählen. Dann langsam wieder senken und ablegen.

Vierfüßlerstand

Stützen Sie sich mit leicht gebeugten Ellbogen im Vierfüßlerstand auf die Hände. Ein Bein nach hinten ausstrecken und den Unterschenkel auf 90° anziehen. Mit der Kraft aus dem Gesäßmuskel das angewinkelte Bein langsam anheben, bis sich Knie und Po auf einer Ebene befinden. Das Knie heben und senken, ohne es abzulegen.

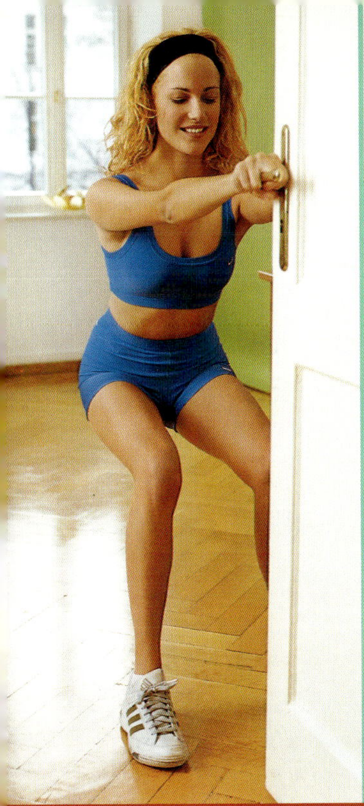

Kniebeuge an der Türe

Halten Sie sich an einer geöffneten Zimmertüre mit den Händen an den Türklinken gut fest, und nehmen Sie die Türkante zwischen die hüftbreit geöffneten Beine. Den Körper so weit nach hinten lehnen, dass sich sein Schwerpunkt hinter den Fersen befindet. Der Oberkörper bleibt gerade, die Arme sind durchgestreckt. Den Po ganz langsam absenken, als wollten Sie sich auf einen Stuhl setzen. Ebenso langsam wieder aufrichten.

Lift-up

Gleiche Grundstellung wie beim Po-Heben in Rückenlage. Bei dieser Power-Variante wird ein Bein senkrecht nach oben gestreckt. Der Po ist dabei fest angespannt, das Becken darf nicht kippen. Zehn Sekunden in dieser Position verharren, dann langsam wieder zurück in die Ausgangsposition.

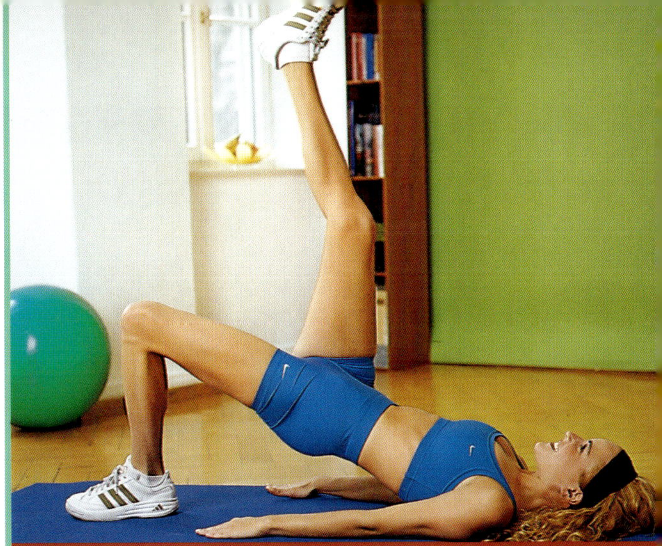

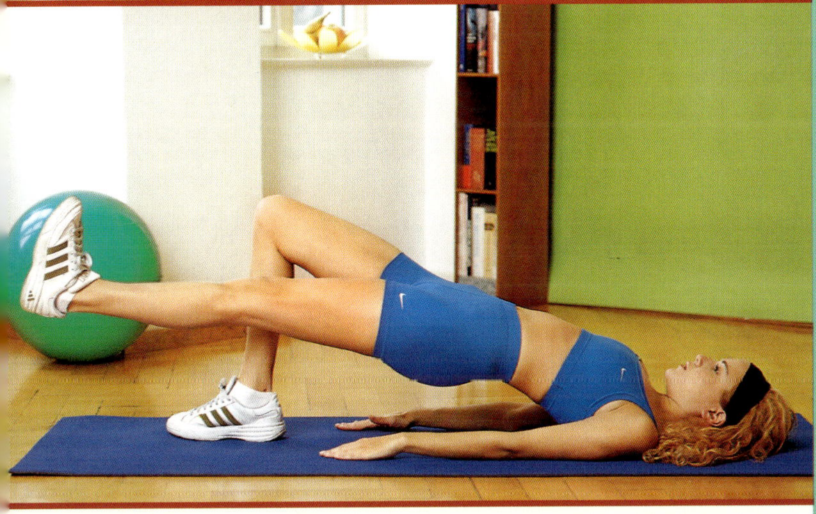

Beinstrecken nach vorn

Ausgangsposition wie beim Po-Heben in Rückenlage. Ein Bein bleibt aufgestellt, das andere wird jedoch ausgestreckt leicht angehoben. Es muss in dieser Höhe parallel zum Boden gehalten werden. Pobacken fest zusammenpressen. Das Becken nach oben drücken und wieder senken, ohne das Gesäß abzulegen.

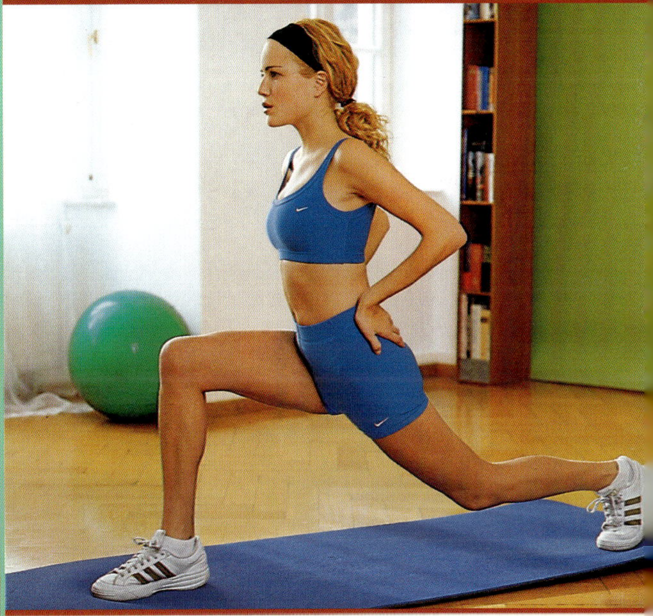

Po-Straffer mit Ausfallschritt

Aufstellen im Ausfallschritt: Das vordere Bein ist im 90°-Winkel gebeugt, das Knie befindet sich über der Ferse. Das nach hinten weggestreckte Bein ist auf den Zehen aufgestellt, das Knie leicht gebeugt. Mit geradem Oberkörper die Schultern nach hinten ziehen und die Hände auf dem Po aufstützen. Den Po fest anspannen und das hintere Knie langsam zum Boden absenken. Nicht aufsetzen, sondern langsam wieder zurück in die Ausgangsposition gehen. Beim Hochkommen ausatmen. Die Beine dürfen dabei nie ganz gestreckt werden. Als Einstieg genügt achtmal pro Seite.

Po-Lift mit Gummiband und Entspannung zum Schluss

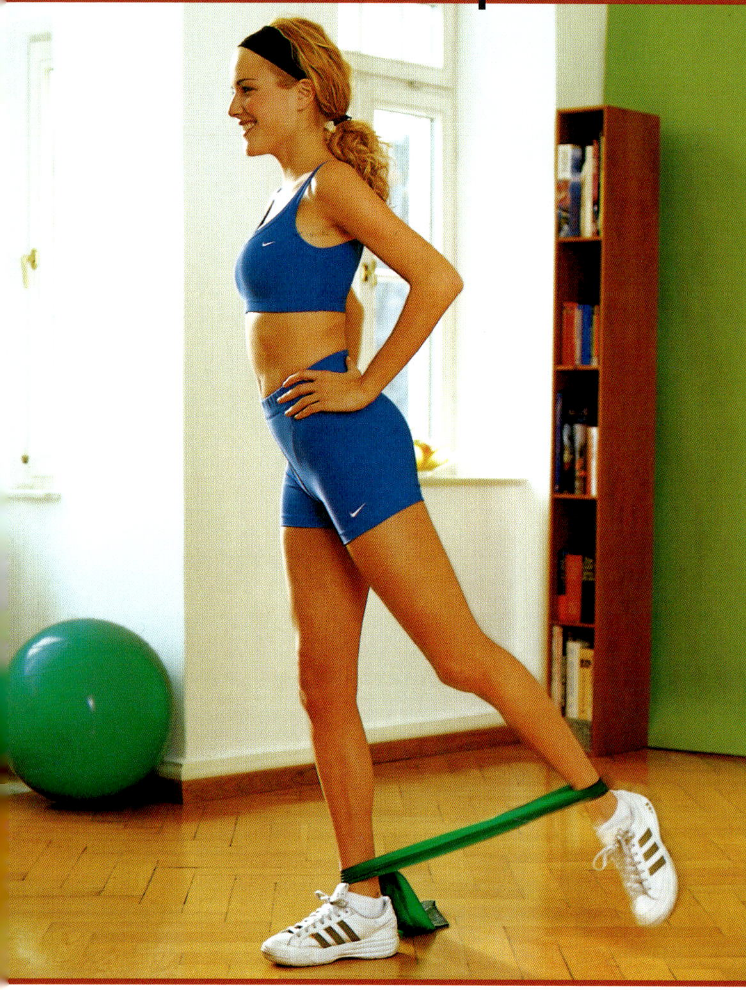

Press-up im Stehen
Stellen Sie sich aufrecht hin, die Füße hüftbreit auseinander, die Hände werden in die Taille gestützt. Legen Sie das Stretchband mit verknoteten Enden so um die Fesseln, dass es bereits gespannt ist. Bauch- und Pomuskulatur anspannen, ein Bein gestreckt nach hinten ziehen. Dann bis zehn zählen und langsam wieder zurück in die Grundstellung gehen. Beinwechsel nach dem ersten Satz.

Stretchbänder machen alles mit. Auch für den Po lassen sie sich effektiv einsetzen, um die Übungen zu intensivieren. Wer Abwechslung mag, übt einen Tag mit und einen Tag ohne Gummiband. Praktisch ist so ein handliches Trainingsgerät auch auf Reisen. Es passt in jede Tasche und ist immer einsatzbereit. Besonders wirkungsvoll und dabei zeitsparend ist es, wenn man mit zwei Bändern gleichzeitig arbeitet. Dadurch werden beide Körperhälften im Wechsel beansprucht.

Optimale Trainingseinheit:

Anfänger 8- bis 10-mal pro Seite, Fortgeschrittene 12- bis 15-mal, jeweils 2 Sätze.

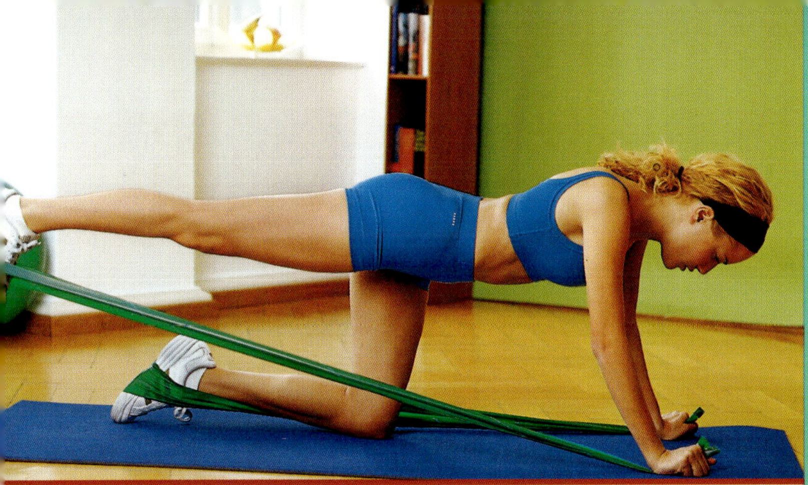

Vierfüßlerstand mit Duoband

Hier sind zwei Bänder im Einsatz. Die richtige Länge haben sie, wenn sie im Stehen straff gezogen vom Boden bis zur Taille reichen. Für die Übung im Vierfüßlerstand mit durchgestreckten Armen hinknien. Um jede Fußsohle ein Band legen, die Enden mit der Hand auf derselben Seite festhalten. Zuerst das eine Bein nach hinten ausstrecken, bis nur noch die Zehenspitzen den Boden berühren. Dann den Po fest anspannen und das Bein heben, bis es mit dem Rücken eine Gerade bildet. Kurz halten, zurück und anderes Bein.

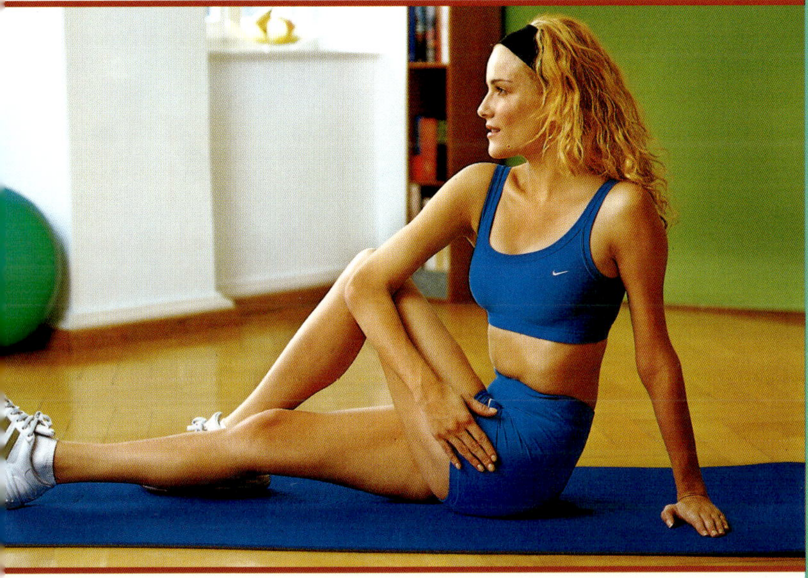

Crossover zur Entspannung

Mit geradem Rücken auf den Boden setzen und die Beine ausstrecken. Den linken Fuß neben der Außenseite des rechten Unterschenkels flach aufstellen. Das angewinkelte Knie mit dem rechten Ellbogen sanft nach rechts drücken. 15 Sekunden halten, dann Seitenwechsel.

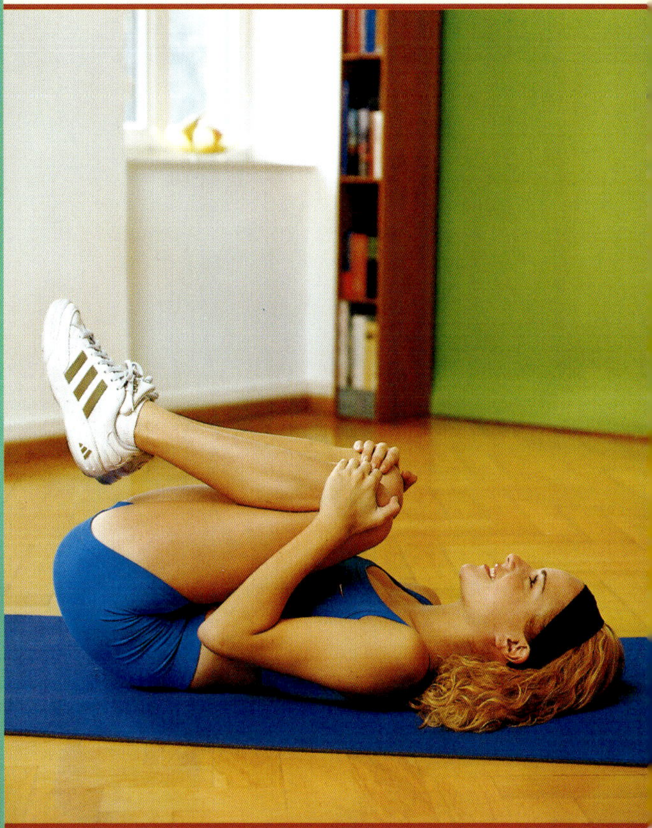

Relax-Rolle zur Entspannung

In Rückenlage mit beiden Händen die Knie möglichst weit zur Brust heranziehen. Dabei soll es nur in der Pomuskulatur leicht ziehen. Ruhig und gleichmäßig atmen. Nach 20 Sekunden eine kurze Pause einlegen und die Rolle wiederholen.

Fit in zehn Minuten – Kurzprogramm für Eilige

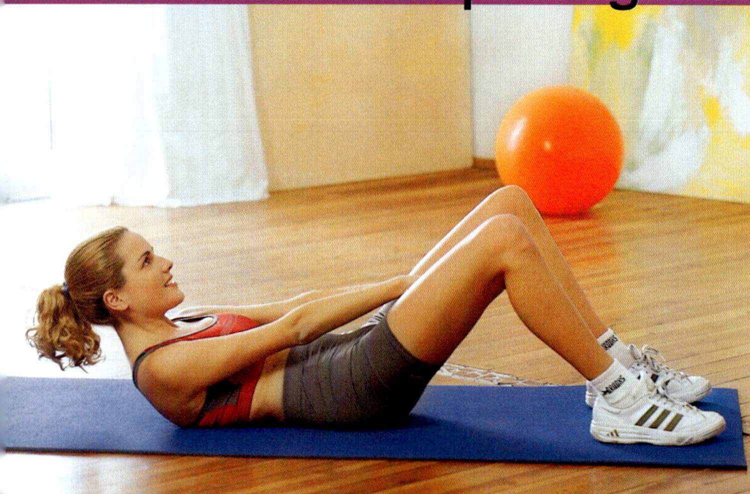

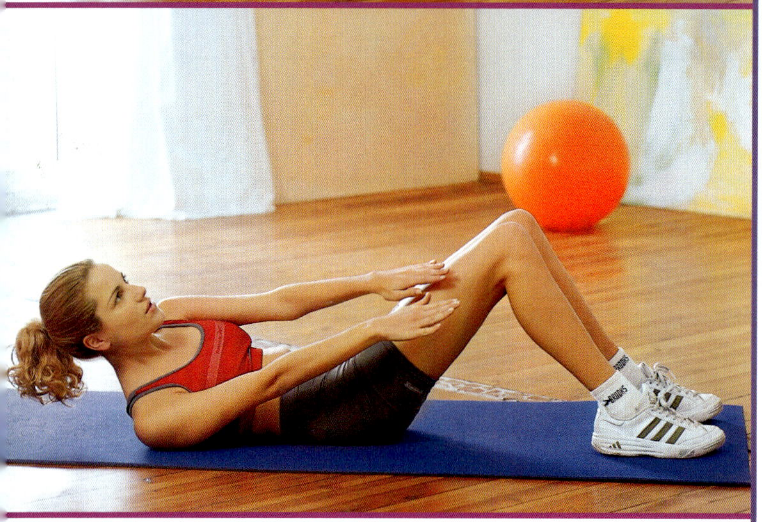

Drei Minuten für den Bauch
Zuerst ist die gerade Bauchmuskulatur an der Reihe (Foto oben). Die Sit-up-Übung im Liegen finden Sie auf Seite 42. Zehn Wiederholungen. Die schräge Bauchmuskulatur wird „über Kreuz“ trainiert (Foto unten) nach der Übung auf Seite 46. Auch hier zehn Wiederholungen auf jeder Seite. Dazwischen dürfen Sie eine kurze Pause einlegen.

Es stimmt: Oft ist einfach keine Zeit für ein ausgiebiges Workout. Trotzdem sollte man in Stresszeiten oder auf Reisen nicht völlig darauf verzichten, seine Problemzonen zu mobilisieren. Allzu leicht kommt man durch längere Pausen aus dem gewohnten Trainingsrhythmus. Und schon schleicht sich die alte Bequemlichkeit wieder ein. Außerdem ist es schade, bereits erreichte Erfolge aufs Spiel zu setzen. Mit diesem Zehn-Minuten-Kurzprogramm bleiben die Muskeln im Training, auch wenn es im Terminkalender eng wird.

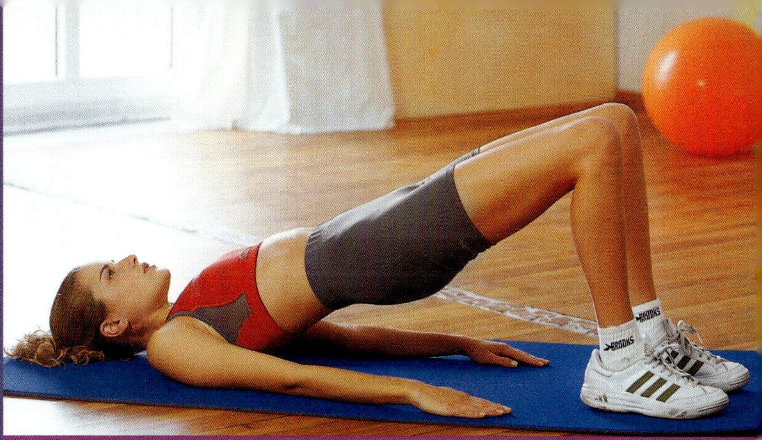

Eine Minute für den Po
Den „Po-Heber" kennen Sie von Seite 64. Zehn Wiederholungen, drei Sätze. Führen Sie diese wie auch alle anderen Workouts im Kurzprogramm besonders sorgfältig und konzentriert durch. Dann werden Sie sehen, dass sich auch solch kleiner Aufwand für die Figur lohnt.

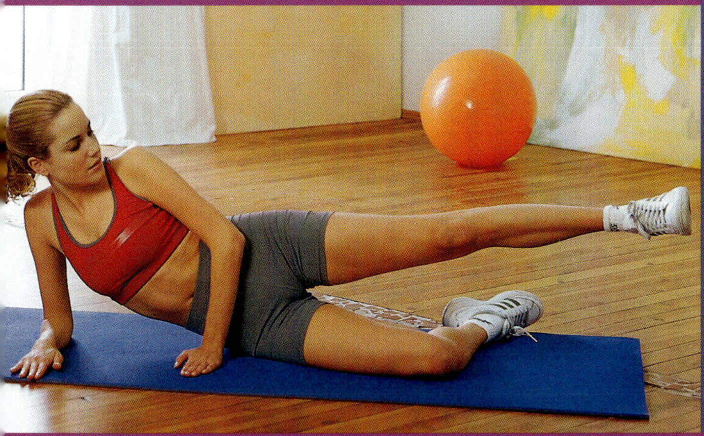

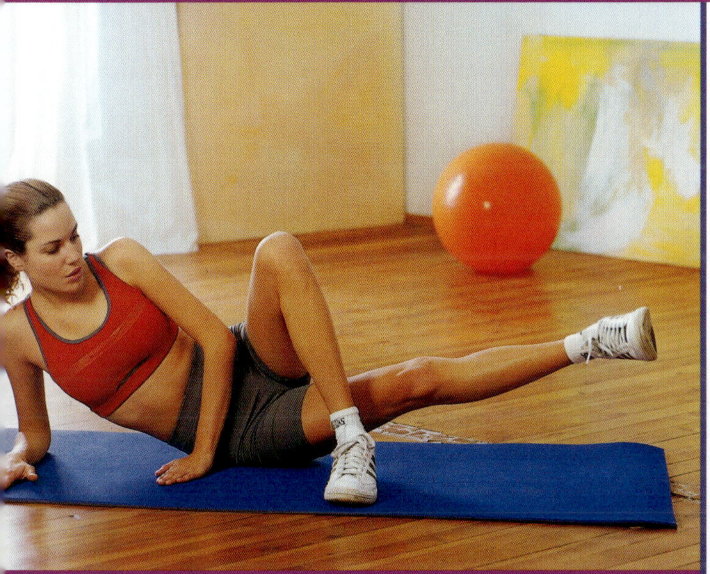

Sechs Minuten für die Beine
Den Beinen rücken Sie mit den Workouts von Seite 54/55 zu Leibe. Mit den Außenseiten (Abduktoren) beginnen (Foto oben). Zehn Wiederholungen à drei Sätze. Dann aus der gleichen Position die Innenseiten (Adduktoren) „bearbeiten" (Foto unten). Ebenfalls dreimal zehn Wiederholungen. Danach Seitenwechsel, und beide Übungen mit dem jeweils anderen Bein durchführen.

TIPP

Call a Trainer

- Stars wie Madonna oder Tom Cruise haben ihn längst – ihren privaten Fitnesstrainer. Inzwischen kann sich auch jeder Normalbürger einen bestellen. Anruf genügt, und der Personal Trainer steht bei Ihnen auf der Matte.
- Viele Fitnessclubs und Hotels bieten diesen Service an. Meist sind es diplomierte Sportlehrer, ausgebildete Gymnastiklehrer oder Physiotherapeuten, die helfen, Ihren Problemzonen Beine zu machen. Ideal ist so ein Privatlehrer für Leute, die viel auf Reisen sind, den „sportlichen" Einstieg einfach nicht finden oder ab und zu jemanden brauchen, der sie motiviert, das begonnene Fitnesstraining auch durchzuhalten.
- Der Personal Trainer überprüft auch die korrekte Durchführung eines Workouts und testet, wie fit man schon ist. Auf Wunsch stellt er ein maßgeschneidertes Programm zusammen. Alle Sportgeräte von Hanteln über Physiobänder bis hin zum Steppbrett bringt er mit ins Haus.

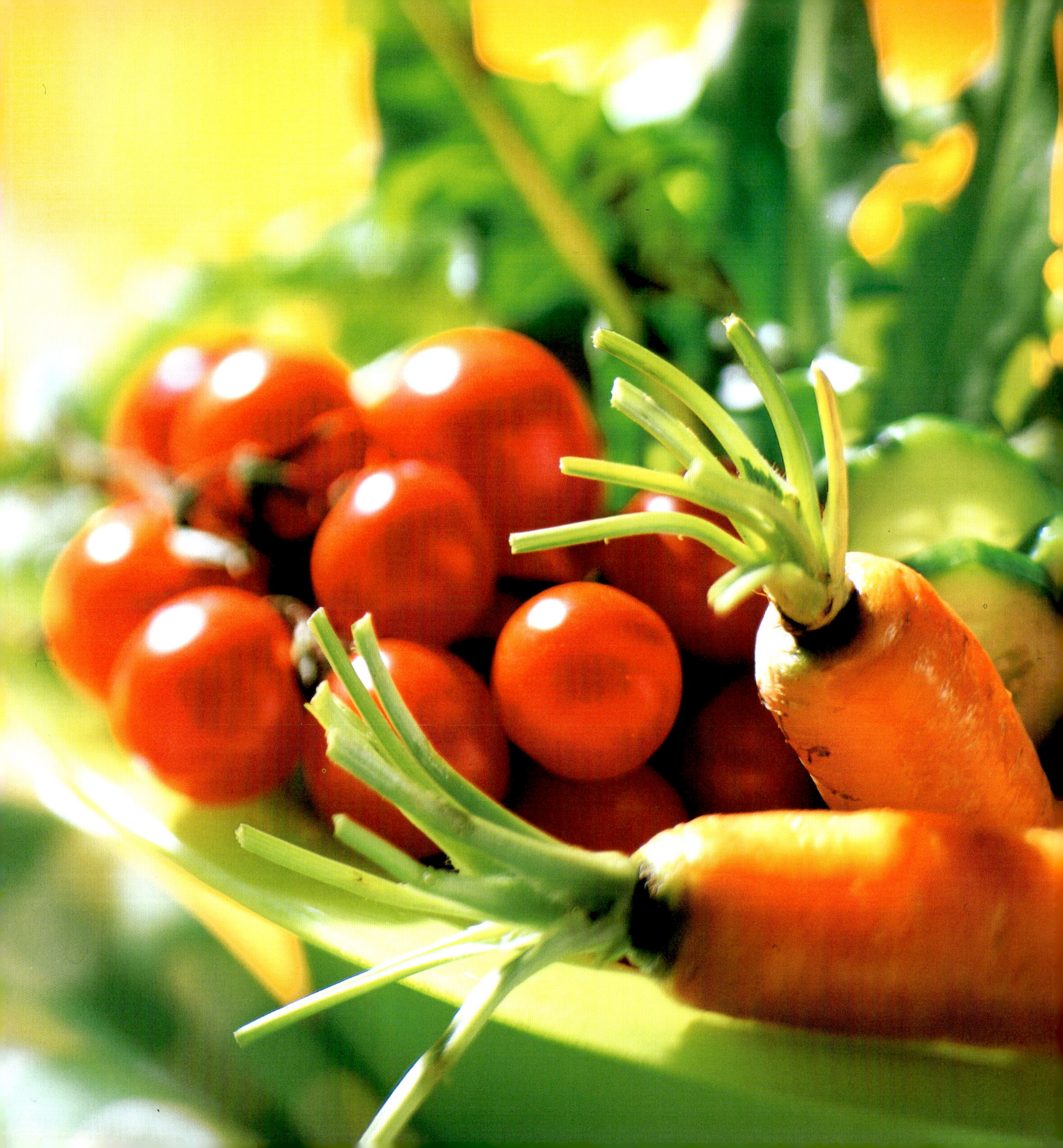

ESSEN MACHT SCHLANK

ENERGIZE YOUR BODY

Eine spezielle Anti-Cellulite-Diät gibt es nicht. Aber Nahrungsmittel mit entschlackenden Wirkstoffen und gewebefestigenden Eigenschaften. Unser Zehn-Tage-Programm bietet eine Ernährung mit 1200 Kalorien täglich. Sie essen, worauf Sie Lust haben, und verlieren dabei bis zu drei Kilogramm.

Neue Erkenntnisse – stressfrei abnehmen

Schluss mit dem Kampf gegen überzählige Pfunde! Die Wissenschaftler sind Allergenen in Nahrungsmitteln auf der Spur und Genen im Erbgut, die unseren Ernährungstyp bestimmen. Hier einige ihrer neuesten Theorien.

Zu dick durch Allergien?

Unter Allergien versteht man unerwünschte Reaktionen des Körpers auf bestimmte Reize, bei denen das Immunsystem beteiligt ist. Die auslösenden Reize können Chemikalien oder Pollen sein, aber auch Nahrungsmittel. Nahrungsmittelallergien machen sich im Gegensatz zu den anderen Allergieformen nicht durch sofortige Reaktionen wie Pusteln oder Atemnot bemerkbar. Es sind so genannte verdeckte oder maskierte Allergien, die zunächst unbemerkt bleiben. Schleichend bringen sie den Stoffwechsel durcheinander.

Auch regelmäßig auftretende Heißhungerattacken sind möglicherweise in so einer Unverträglichkeit begründet, beispielsweise wenn der Fettstoffwechsel durch bestimmte Nahrungsmittelbestandteile blockiert wird. Um gegen die körperfremden Stoffe im Organismus anzukämpfen, arbeitet die Abwehr auf Hochtouren und bildet Unmengen von Antikörpern. Je mehr, desto belastender für den gesamten Stoffwechsel. Das kann auch den Fettstoffwechsel betreffen. Statt das gespeicherte Fett zu verbrennen, lässt es der Körper unbeachtet liegen. Trotzdem verlangt er fetten und süßen Nachschub – ein fataler Kreislauf, der immer mehr Fett anwachsen lässt. Klingt plausibel, obwohl eine offizielle Bestätigung von Seiten der Wissenschaft noch aussteht.

Zu den am häufigsten ermittelten Allergieauslösern (die Fachleute sprechen von Allergenen) gehören reine Kuhmilch, Kuhmilchprodukte, Eier, Fisch, Nüsse, Getreide (vor allem Weizen) und Zucker. Da Nahrungsmittelallergien von Person zu Person verschieden sind, müssen die Allergene für jeden Einzelnen individuell ausfindig gemacht werden, meist durch einen Bluttest. Anschließend heißt es: Immundiät halten. Dabei werden alle als unverträglich enttarnten Nahrungsmittel vom Speiseplan gestrichen. Nach zwei Wochen sollten die ersten Pfunde purzeln.

ESSEN NACH DER BLUTGRUPPE

Ursache fürs ungewollte Dicksein kann einer anderen Theorie zufolge auch die Blutgruppe und ihre Abneigung gegen bestimmte Nahrungsmittel sein. Weshalb? Weil es zwischen Blut und Nahrungsmitteln stets zu einer chemischen Reaktion kommt. Bei der Blutgruppendiät geht man – ähnlich wie bei der Immundiät – davon aus, dass bestimmte Eiweiße in der Nahrung unterschiedlich vertragen werden. Eiweiße, die für den einen günstig sind, wirken – abhängig von der Blutgruppe – beim anderen wie Gift für den Stoffwechsel.

Kennen muss man für diese Diät natürlich seine Blutgruppe. Das Essen nach Plan ist aber nicht ganz einfach und zudem umstritten, da seine Wirkung wissenschaftlich bislang nicht bewiesen ist. Eigentlich ist diese Methode auch keine Diät im herkömmlichen Sinn, sondern eher ein Essprogramm, das man lebenslänglich einhalten sollte, wenn man damit schlank bleiben will.

GRAZING

Wörtlich übersetzt heißt Grazing „grasen". In der Praxis bedeutet es, siebenmal pro Tag kleine Portionen zu essen. Das macht schlank und ist gesünder, lautet die neueste These der Forscher. Sie haben entdeckt, dass der Körper bei kleinen Mahlzeiten mehr Kalorien verbrennt. Schon ein altes Sprichwort sagt: „Ein voller Bauch studiert nicht gern." Kein Wunder, wandert doch bei schweren Speisen alles Blut zur Verdauung ins Magen-Darm-System anstatt ins Gehirn. Bekommt der Körper viele kleine Portionen über den Tag verteilt, ist der Stoffwechsel aktiver, Kalorien verpuffen. Allerdings ist beim Grazing von wirklich kleinen Portionen die Rede. Deshalb Vorsicht: Auf keinen Fall mehr essen, als pro Mahlzeit erlaubt ist!

ESSEN NACH DEM BODY-TYP

Dies ist ein neues Ernährungskonzept, das von vier unterschiedlichen genetischen Typen ausgeht. Der genetische Typ bestimmt nicht nur die individuelle Körperform, sondern auch, welche Art der Ernährung zu einem passt:

Die **Kämpferin** mit dem kompakten Körperbau und den kräftigen Knochen sollte reichlich Früchte, Gemüse und Vollkornprodukte essen, rotes Fleisch und Alkohol meiden.

Die schmale **Sensible** verträgt Fisch, Geflügel und mageres Fleisch gut, Milch- und Weißmehlprodukte weniger gut.

Wohlproportioniert mit knochigem Körperbau ist die **Kreative**. Zu ihren Favoriten gehören Blattgemüse, Wild und weißes Fleisch. Vorsicht bei Süßigkeiten und Koffein!

Die **Großzügige** mit schmalem Oberkörper und üppigem Po nimmt leicht zu. Idealerweise ernährt sie sich von Früchten, Gemüse und Geflügel (ohne Haut).

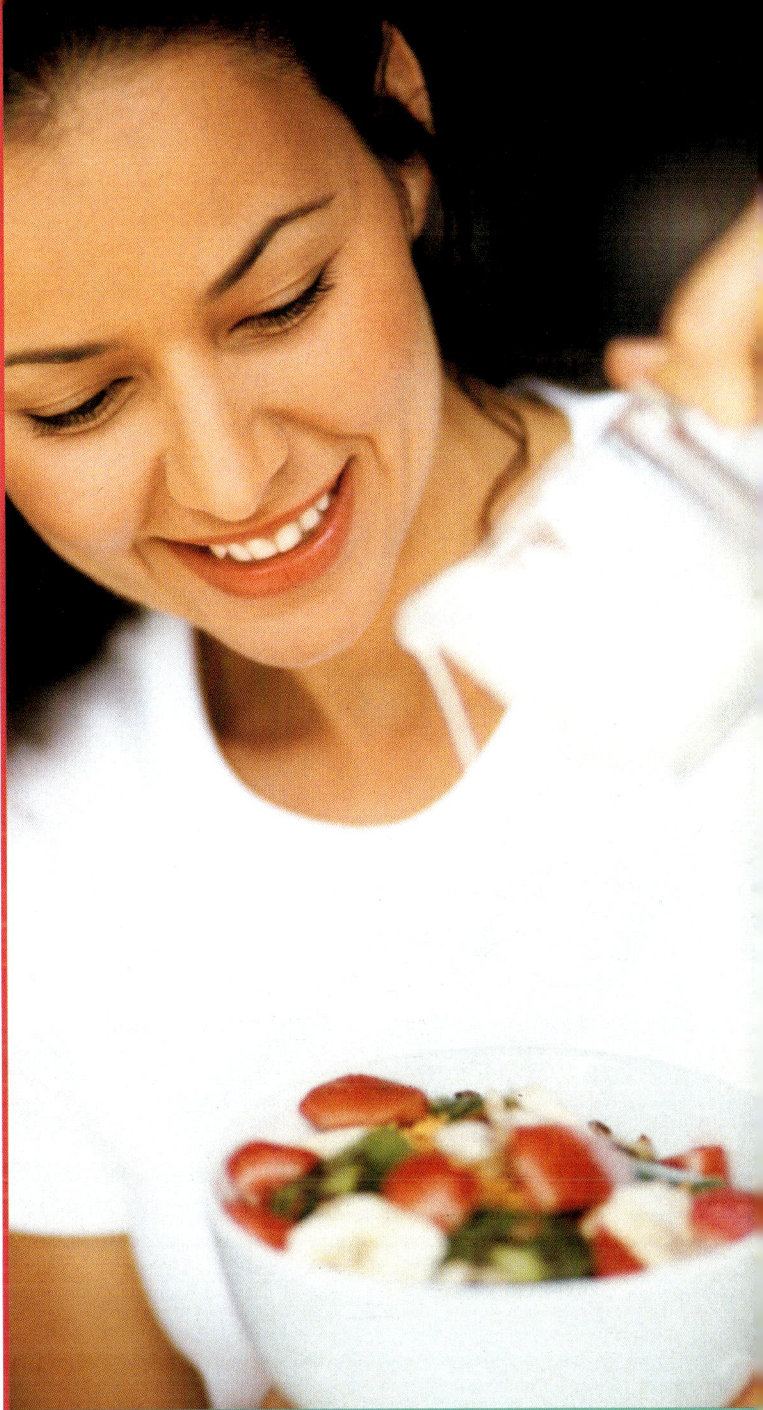

Lassen Sie es sich schmecken – aber das Richtige! Nahrungsmittel, die Sie nicht vertragen, sollten Sie meiden.

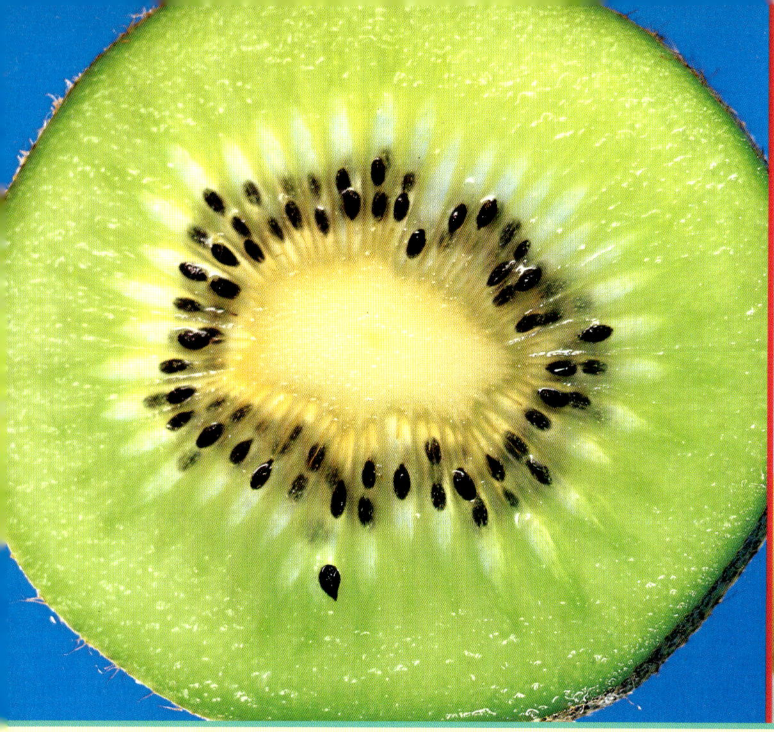
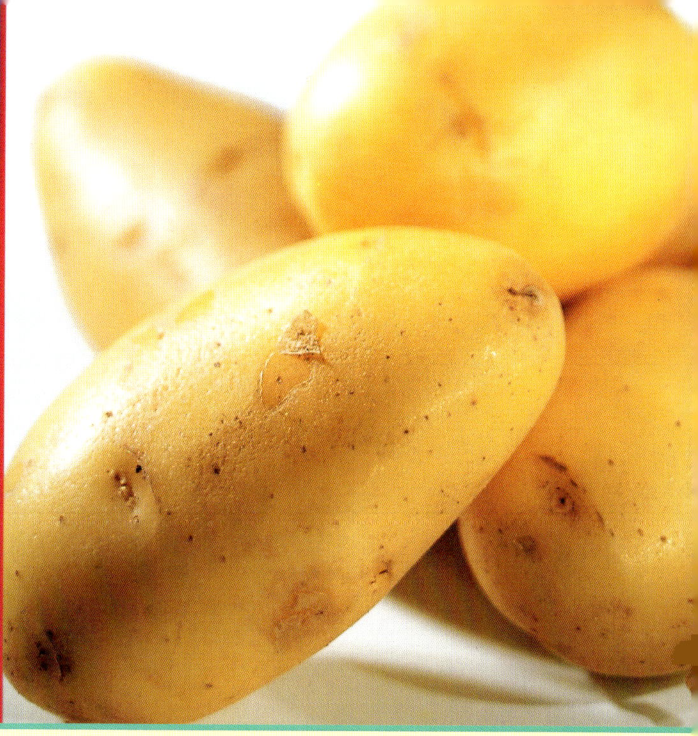

Die Top 8 der

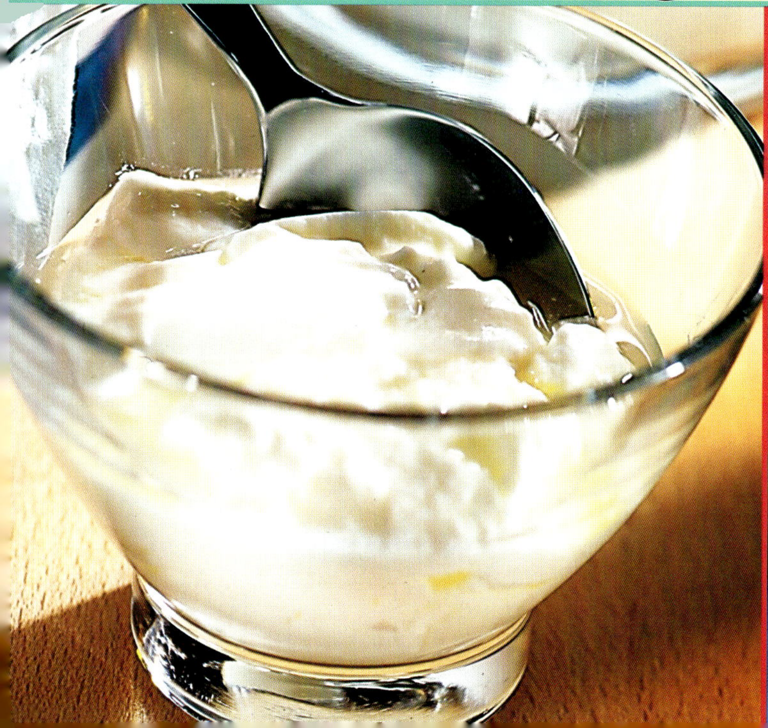
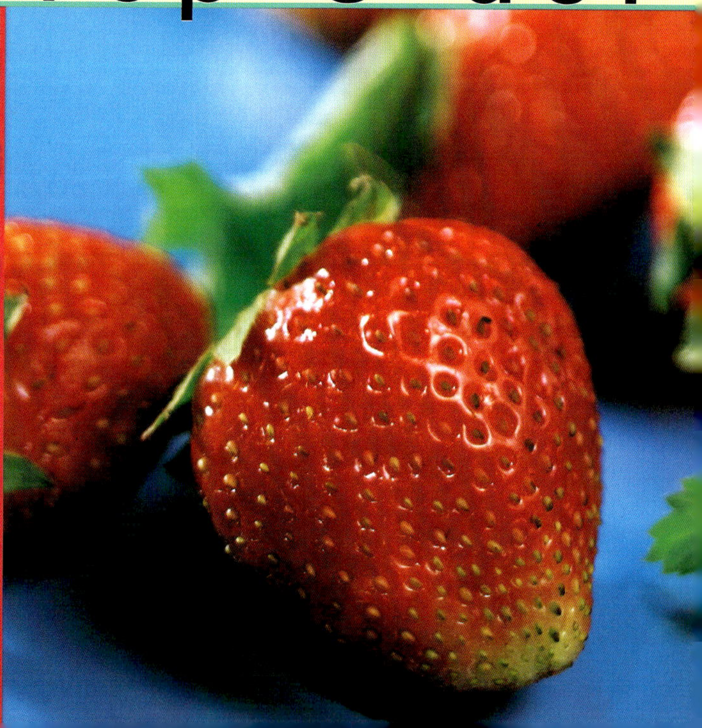

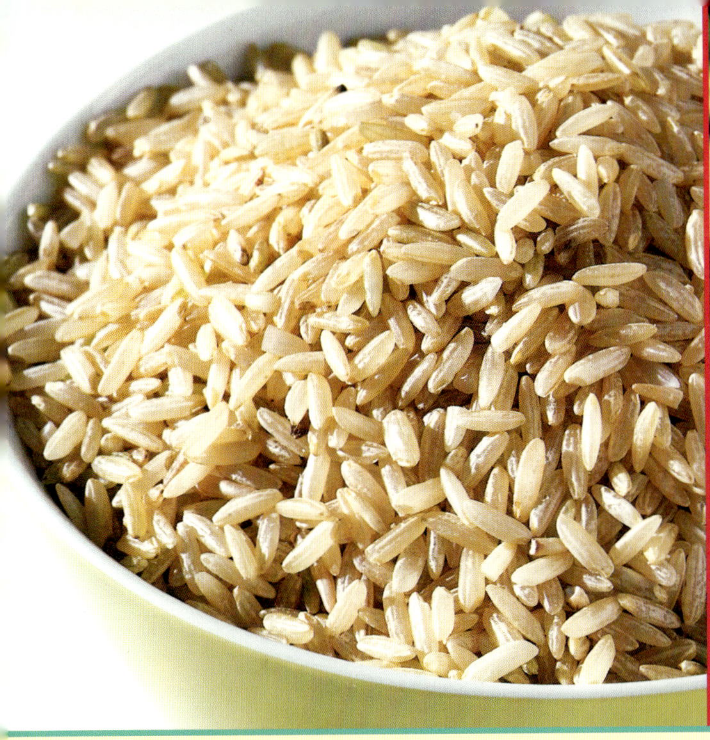
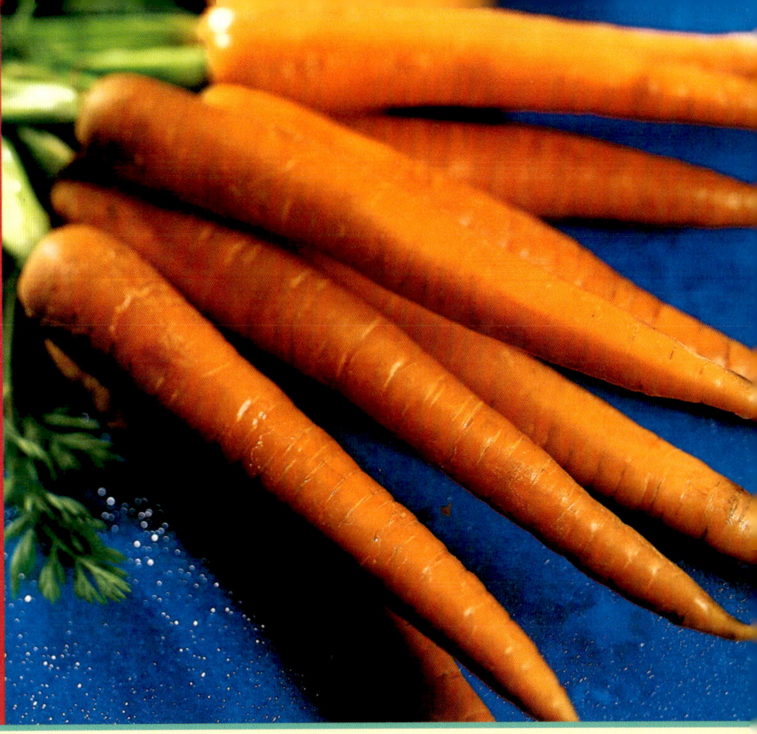

Schlankmacher

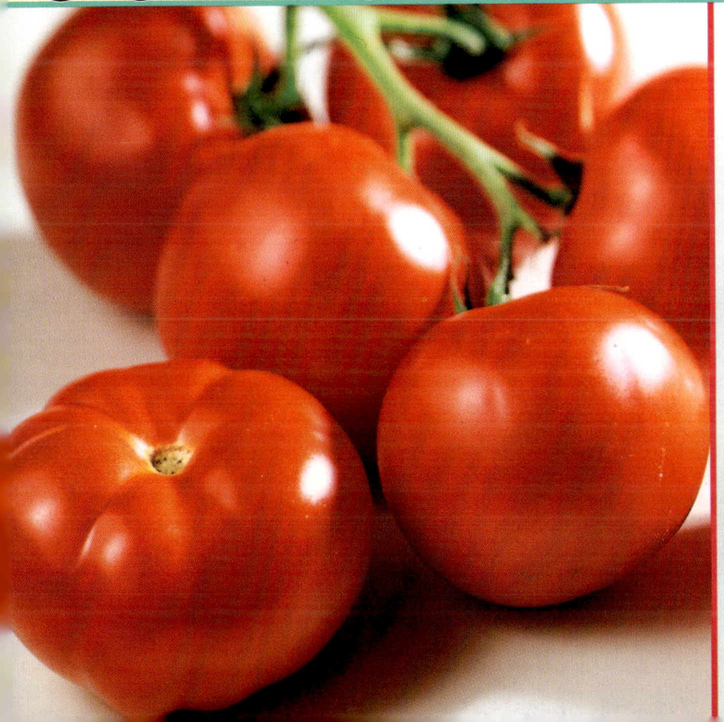
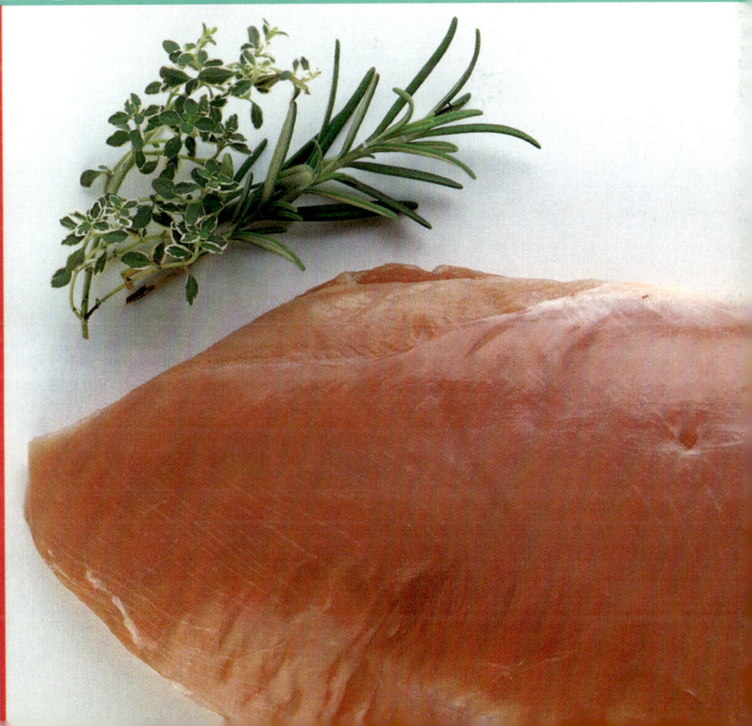

Kiwis

Unübertroffen ist ihr Vitamin-C-Gehalt. Bereits mit einer Frucht wird der Tagesbedarf gedeckt. Neben entwässerndem Kalium und dem Fitmacher Magnesium verfügt die kleine kalorienarme Frucht außerdem über lösliche Ballaststoffe, die helfen, den Cholesterinspiegel zu senken. Wissenswert für die Verarbeitung von Kiwis: Sie enthalten das eiweißspaltende Enzym Actinidin. Es verhindert das Steifwerden von Gelatinespeisen. Nicht kombinieren mit Milchprodukten beziehungsweise nicht stehen lassen, sondern sofort verzehren, sonst wird der Kiwi-Genuss zur bitteren Enttäuschung.

Kartoffeln

Die tolle Knolle gilt als Figurwunder: wenig Kalorien, kaum Fett. Dafür besitzt sie viel Kalium. Dieser Mineralstoff hilft, überflüssiges Wasser aus dem Gewebe zu schwemmen. Kupfer wirkt sich günstig auf die Festigkeit und Elastizität des Bindegewebes aus. Und die reichlich enthaltenen Ballaststoffe helfen dem Darm beim Entgiften, indem sie Schadstoffe aus dem Körper transportieren. Festkochende Kartoffeln eignen sich für Salate und Pellkartoffeln, mehlige dagegen für Kartoffelbrei, Suppen und Kartoffelteig. Achtung: dunkel lagern, da sich sonst grüne Stellen mit giftigem Solanin bilden.

Die Top 8 der

Quark

Kommt der Figur zugute, nützt aber auch der Gesundheit. Er liefert Eiweiß für den Muskelaufbau und Kalzium zur Stärkung der Knochen, das beugt Osteoporose (Knochenabbau) vor. Enthalten ist auch der Schlankmacher Carnitin. Er kommt im menschlichen Blut vor und transportiert das Fett aus dem Blut zur Verbrennung in die Zellen. Dadurch sorgt er für einen beschleunigten Fettabbau. Bei Quark beachten: Je fettreicher er ist, desto höher ist auch der Kalorien- und Cholesteringehalt. Allerdings liefert er dann auch mehr von dem fettlöslichen Knochen-Vitamin D.

Erdbeeren

Die süßen roten Beeren enthalten über 300 gesundheitsfördernde Stoffe wie Ballaststoffe, Flavonoide, Mineralstoffe und dabei wenig Kalorien. 100 Gramm Erdbeeren decken den Tagesbedarf an Vitamin C. Das Spurenelement Mangan wirkt als Fatburner, weil es den Stoffwechsel ankurbelt; Kalium entwässert, und Gerbstoffe fördern die Verdauung. Allerdings sind die wertvollen Früchtchen ziemlich empfindlich. Sie verlieren bereits wenige Stunden nach der Ernte einen Teil ihrer Vitamine. Vor allem Exportware ist stark mit Pestiziden belastet. Deshalb Erdbeeren nur von Mai bis Juli genießen.

Schlankmacher

Naturreis

Er ist gesünder als geschälter weißer Reis, weil das Korn komplett erhalten ist. In der äußersten Samenschale und in dem darunter liegenden Silberhäutchen stecken die meisten Nährstoffe. Beispielsweise Kalium und Magnesium sowie viele Ballaststoffe, die den Hunger dämpfen und die Darmtätigkeit in Schwung bringen. Naturreis ist leicht verdaulich, hilft beim Entschlacken und wird auch von Allergikern gut vertragen. Ein Kompromiss: Parboiled-Reis. Er wurde zwar geschält, kann aber durch ein spezielles Verarbeitungsverfahren mit mehr Nährstoffen aufwarten als weißer Reis.

Karotten

Sie sind das einzige Lebensmittel, das in gekochtem Zustand einen höheren Vitamingehalt aufweist als roh. Hoch geschätzt sind sie wegen ihres Beta-Carotin-Gehalts, einer Vitamin-A-Vorstufe, die zellschädigende freie Radikale unschädlich macht. Das schützt die Zellen vor frühzeitiger Alterung. Magnesium ist unentbehrlich für den Stoffwechsel, da es die verschiedensten Enzyme aktiviert. Lösliche Ballaststoffe regulieren die Darmtätigkeit und sollen sogar Krebs vorbeugen. Karotten stets mit ein wenig Fett essen, sonst kann der Körper das Vitamin A nicht richtig verwerten.

Tomaten

In Tomaten sind Kalium, Magnesium und Beta-Carotin enthalten. Noch figurfreundlicher macht sie das Zink. Es ist ein wichtiger Stoff für den Bindegewebeaufbau, denn es organisiert die Einlagerung von Eiweißbausteinen in die kollagenen Fasern. Dem Lykopin, einem erst kürzlich entdeckten Inhaltsstoff, sagt man eine hohe Schutzwirkung vor Krebs nach. Vitamin C ist nur in Freilandfrüchten anzutreffen. Die meisten Inhaltsstoffe sitzen in der Schale und in den Kernen. Vorsicht bei grünen Teilen an der Tomate: Sie sind giftig (Solanin). Bei Faul- und Schimmelstellen die ganze Frucht wegwerfen.

Putenfleisch

Ein Multitalent für jeden figurfreundlichen Speiseplan: kalorienarm, vielseitig einsetzbar, eine magere Aufschnittalternative. Wie Quark enthält es reichlich Eiweiß und Carnitin. Die Aminosäure Methionin unterstützt die Fettverbrennung. Fehlt sie dem Organismus, machen sich Müdigkeit und Antriebslosigkeit breit. Das Spurenelement Zink ist an der Einlagerung von Eiweiß in die kollagenen Fasern beteiligt und ist somit unentbehrlich für den Aufbau des Bindegewebes. Eisen transportiert als Bestandteil der roten Blutkörperchen den Sauerstoff im Blut und stärkt das Immunsystem.

Wie nehme ich gesund ab?

Abnehmen kann jeder, indem er einfach weniger isst. Fürs Bindegewebe ist das jedoch nicht ideal. Um die Problemzonen zu straffen, hat sich ein „schlankes" Essprogramm mit ausgewählten Lebensmitteln bewährt. Nehmen Sie Ihre Ernährungsgewohnheiten kritisch unter die Lupe!

Ernährungs-Check

Crash-Kuren, das weiß inzwischen jeder, sind ungesund und schaden auf Dauer der Figur. Grund: Der Körper lernt, mit immer weniger Energie – also weniger Kalorien – auszukommen. Und sobald man nach der Kur wieder normal isst, bunkert er das Mehrangebot in seinen Fettdepots. Der Zeiger auf der Waage schlägt dann nicht selten höher aus als vor der Radikalkur. Wer auf Dauer schlank bleiben will, muss deshalb seine Ernährungsgewohnheiten komplett umkrempeln.

Einfach weniger zu essen macht vielleicht schlanker, bringt aber den Problemzonen nichts. Damit parallel zum Gewichtsverlust die Konturen straffer werden, müssen ganz bestimmte Lebensmittel auf dem Teller landen: Die Schlankmacher (siehe Seite 74 bis 77) enthalten Stoffe, die den Körper entwässern und das Bindegewebe festigen. Fatburner-Lebensmittel sorgen außerdem dafür, dass das eingelagerte Fett schmilzt, indem sie überschüssiges Nahrungsfett in Energie umwandeln, bevor es sich in den Fettdepots ablagern kann und zum Speckpolster wird. Bereits gebunkertes Fett holen sie aus den Zellen und verbrennen es.

FATBURNER-NAHRUNGSMITTEL

Zu den „Fettverbrennern" gehören Vollkornbrot, Naturreis, Kartoffeln, Hülsenfrüchte und Gemüse. Diese Lebensmittel sind optimal zum Abnehmen. Sie enthalten nicht nur wenig Fett – will heißen wenig Kalorien –, sondern auch so genannte Mehrfachzucker (zum Beispiel Stärke, Ballaststoffe). Diese müssen vor der Verwertung vom Körper in Einfachzucker umgewandelt werden. Das dauert einige Zeit und hält den Blutzuckerspiegel konstant. Vorteil: Der Hunger meldet sich erst wieder, wenn der Blutzuckerspiegel absinkt.

Der Schlankmacher Carnitin, ein den Vitaminen ähnlicher Wirkstoff, findet sich bereits von Natur aus im Körper, aber es schadet nicht, über die Nahrung noch mehr davon zu sich zu nehmen. Er steckt vor allem in Fleisch und in Milchprodukten. Carnitin fördert die Verbrennung von Fett und verhindert den Aufbau von Fettdepots.

Somatotropin ist ein Wachstumshormon, das über Nacht die Zellreparatur im Körper erledigt. Die nötige Energie dafür nimmt es aus den Fettzellen. Da für die Somatotropin-Bildung Eiweiß benötigt wird, empfiehlt sich ein Schlummertrunk aus Milch oder ein milchiges Betthupferl – das hilft den nächtlichen Handwerkern beim Reparieren.

Aber nichts übertreiben: Eine ausschließliche Ernährung mit Fatburnern ist der falsche Weg zur Wunschfigur. Wie bei jedem einseitigen Essprogramm könnte es zu einer Unterversorgung mit lebensnotwendigen Substanzen wie Vitaminen und Mineralstoffen kommen. Deshalb: Halten Sie sich an unsere Rezeptvorschläge, dann ist Ihr Körper optimal versorgt.

DREI KILOGRAMM LEICHTER IN ZEHN TAGEN

Unsere Empfehlung lautet: Abnehmen mit Power. Das Essprogramm, das wir zusammengestellt haben, hilft nicht nur, gut gelaunt abzuspecken. Es trägt auch dazu bei, bessere Ernährungsgewohnheiten einzuüben – und beizubehalten. 1200 kcal täglich sind ein optimales Maß, um abzunehmen – ganz auf die sanfte Art. Weder Hungergefühle noch schlechte Laune vermiesen den Tag. Der Ernährungsplan ist für zehn Tage angelegt, doch auch bei längerem „Diäthalten" erleidet der Körper keinen Mangel an lebensnotwendigen Stoffen. Sogar naschen ist erlaubt. Und trotzdem ist der Erfolg garantiert: bis zu drei Kilogramm weniger in zehn Tagen.

„5 x 2" lautet unsere Devise: Je fünf Rezeptvorschläge haben wir Ihnen für morgens, mittags und abends zusammengestellt. An jeweils zwei Tagen gibt's während der Power-Kur dasselbe – aber nicht ganz, denn die angegebenen Varianten sorgen für Abwechslung auf der Zunge.

Grundlagen für die Power-Rezepte sind Nahrungsmittel, die das Bindegewebe festigen. Reichlich Ballaststoffe sorgen für die Entlastung und Entgiftung des Darms und damit auch des Gewebes. Das ausgewogene Verhältnis der lebensnotwendigen Nährstoffe verhindert Mangelerscheinungen.

Kaufen Sie am besten naturbelassene Lebensmittel aus ökologischer Erzeugung. Sie wachsen ohne Pestizid- und mineralischen Düngemitteleinsatz auf schonend bearbeiteten Böden. Tierische Produkte sollten aus artgerechter Haltung stammen. Ein entscheidender Vorteil: Enthalten die Nahrungsmittel weniger Schadstoffe, gelangen auch weniger Giftstoffe ins Bindegewebe. Weitere Pluspunkte: Der intensivere Geschmack garantiert leckere Gaumenfreuden, und der Verzicht auf unnötige Farb- und Aromastoffe verringert das Allergie-Risiko.

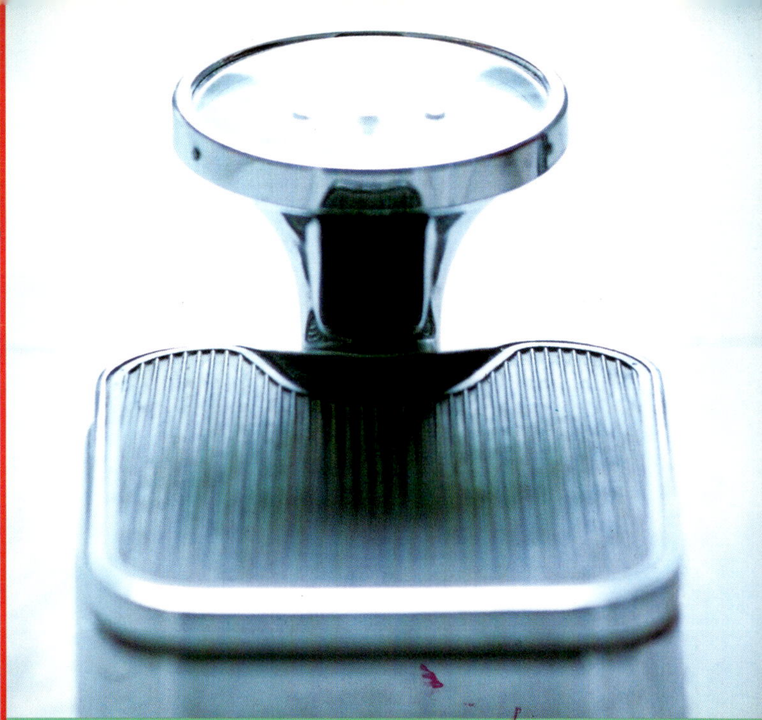

TIPP

Erfolgsregeln

- 1200 kcal pro Tag nicht unterschreiten. Deshalb täglich unbedingt eine warme (400 kcal) und eine kalte Mahlzeit (300 kcal), ein Frühstück (300 kcal) und zwei Zwischenmahlzeiten (je 100 kcal) einnehmen.
- Zehn Tage durchhalten. Nach der „Diät" die Rezepte weiterhin nutzen, aber die Menge der bindegewebswirksamen Schlankmacher (siehe Seite 74 bis 77) erhöhen.
- Gemüse darf unbegrenzt gegessen werden. Exaktes Abwiegen ist nicht nötig.
- Auf die innere Stimme hören: nur essen, wenn der Hunger sich meldet.
- Langsam essen. Erst nach 15 Minuten registriert der Körper, ob er genug hat.

Power-Frühstück

Mal süß, mal herzhaft – der Morgen beginnt ganz nach Geschmack. Die Rezepte liefern Ihnen zum Start in den Tag je 300 kcal und können beliebig ausgewechselt oder kombiniert werden.

CRUNCHY-MÜSLI MIT HIMBEEREN

➤ **Zutaten**

1 TL Butter, 2 EL Haferflocken, 1 TL Sonnenblumenkerne, 1 TL Honig, 150 g Joghurt (1,5 % Fett), 100 g Himbeeren

SO WIRD'S GEMACHT

Butter in einer beschichteten Pfanne erhitzen. Haferflocken, Sonnenblumenkerne und Honig zugeben und darin goldbraun rösten. Joghurt mit Himbeeren, wahlweise auch mit Birnen, und abgekühltem Crunchy vermischen (siehe Foto).

KNÄCKEBROT GRÜN-WEISS

➤ **Zutaten**

3 Scheiben Knäckebrot, 1 EL Doppelrahmfrischkäse, 1 Kiwi

SO WIRD'S GEMACHT

Knäckebrote mit Frischkäse bestreichen. Kiwi schälen, in Scheiben schneiden und auf den Broten verteilen.

PUTENSANDWICH MIT MELONE

➤ **Zutaten**

1 Scheibe Vollkornbrot, 2 TL Butter, 1 Scheibe Putenbrust (etwa 20 g), 1/4 Honigmelone

SO WIRD'S GEMACHT

Vollkornbrot mit Butter bestreichen und mit Putenbrust belegen. Dazu die Honigmelone, in Spalten geschnitten, anrichten.

Tipp: Die Putenbrust können Sie je nach Geschmack durch 1 Scheibe Käse oder mageren Schinken ersetzen.

TOMATEN-SPIEGELEI

➤ **Zutaten**

1 Tomate, 1 TL Butter, 1 Ei, 2 Scheiben Vollkorntoastbrot, 3 TL Schnittlauchröllchen, 1 Glas (100 ml) Multivitaminsaft

SO WIRD'S GEMACHT

Die Tomate waschen, in Scheiben schneiden und in einer beschichteten Pfanne mit der Hälfte der Butter andünsten. Das Ei darüber geben und fertig braten. Das Toastbrot rösten, 1 Scheibe mit der restlichen Butter bestreichen und mit Schnittlauchröllchen belegen. Auf die andere Scheibe das gebratene Tomaten-Spiegelei geben. Dazu 1 Glas Multivitaminsaft.

ORANGENQUARK

➤ **Zutaten**

125 g Quark (20 % Fett), 2 EL Milch, 1 Orange, 1 Msp. Vanillemark (ca. 1/2 cm Vanilleschote), 1 TL Honig, 1 Scheibe Knäckebrot

SO WIRD'S GEMACHT

Quark mit der Milch sämig rühren. Geschälte Orange in Stücke schneiden und unter den Quark mischen. Vanilleschote längs aufschlitzen und das Mark mit dem Messerrücken herausschaben. Quark mit Vanillemark und Honig abschmecken. Dazu 1 Scheibe Knäckebrot essen.

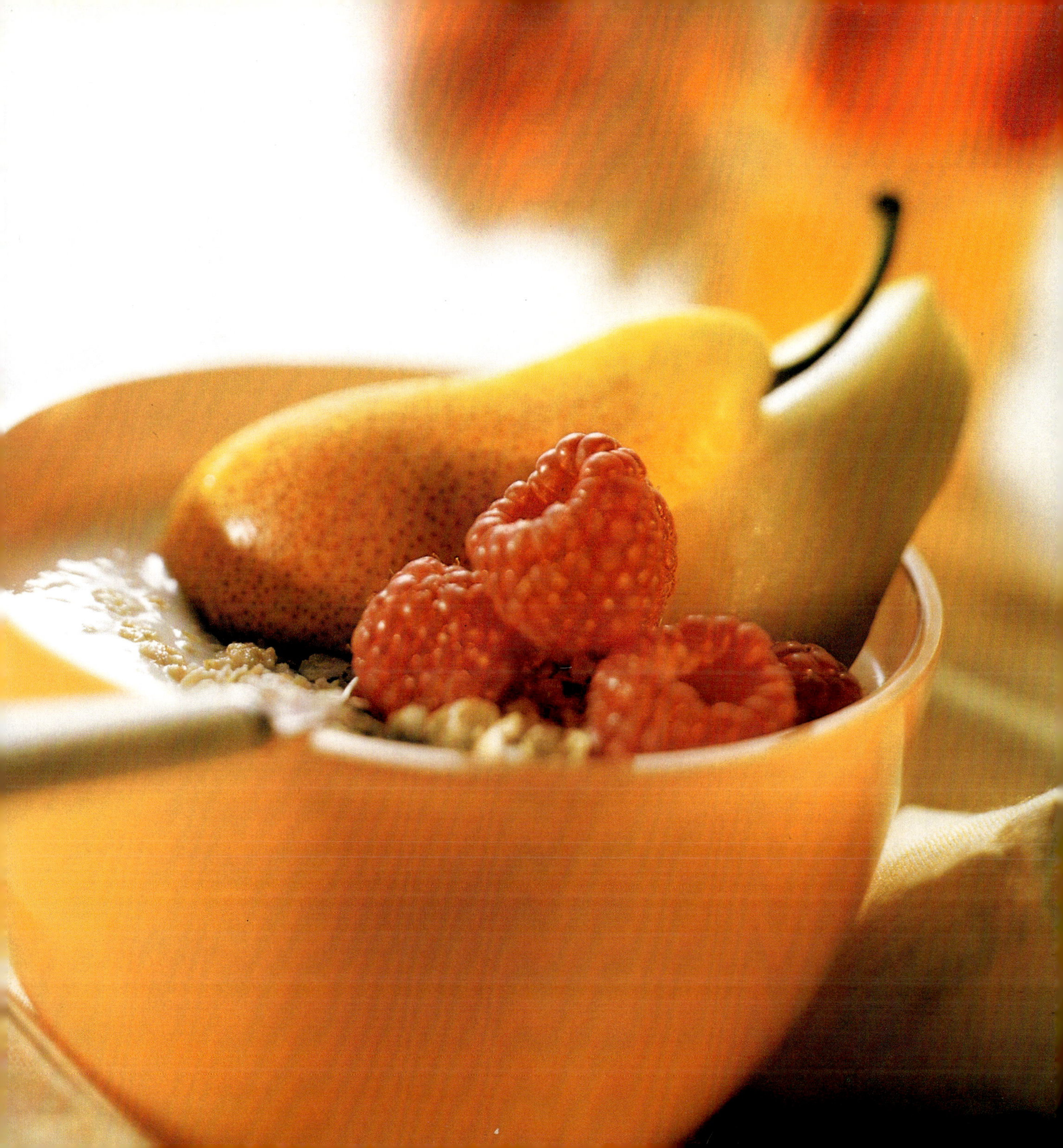

Warme Gerichte

Ob mittags oder abends warm gegessen wird, bleibt eine Frage des Geschmacks und der Lebensumstände. Damit das Essen – 400 kcal pro Portion – schnell auf den Tisch kommt, haben wir auf zeitaufwendige Gerichte verzichtet. Exotische Varianten sorgen für Abwechslung.

REISPFANNE MIT BROKKOLI

➤ **Zutaten**

40 g Naturreis, 200 ml Gemüsebrühe, 1 Karotte, 200 g Brokkoli, 1 TL Olivenöl, Salz, je 1 Prise Cayennepfeffer und Muskatnuss, 2 EL Crème fraîche, 1 TL Zitronensaft

SO WIRD'S GEMACHT

Reis in einem kleinen Topf rösten, mit 100 ml Gemüsebrühe aufgießen und kurz aufkochen lassen, 45 Minuten bei kleiner Hitze garen und 15 Minuten nachquellen lassen. Karotte grob raspeln und zusammen mit dem in kleine Röschen geteilten Brokkoli in dem Öl anbraten, mit der restlichen Gemüsebrühe aufgießen. Gekochten Reis zugeben, mit Salz, Cayennepfeffer und geriebener Muskatnuss würzen. Vor dem Servieren Crème fraîche und Zitronensaft unterrühren.

ASIATISCHE VARIANTE

Brokkoli durch Sojakeimlinge ersetzen und mit 1/2 TL frisch geriebenem Ingwer (dünn schälen) und 1 Msp. Zitronengras abschmecken. Sesamöl anstelle des Olivenöls verwenden.

GRÜNKERNBRATLINGE MIT LAUCH

➤ **Zutaten für die Bratlinge**

1/8 l Gemüsebrühe, 40 g Grünkernschrot, 1/2 Zwiebel, 2 TL Olivenöl, je 1 TL Schnittlauchröllchen und gehackte Petersilie, Salz, Pfeffer, 1 Msp. Paprikapulver

➤ **Zutaten für das Lauchgemüse**

1 Stange Lauch, Salz, weißer Pfeffer, 1 Prise Muskatnuss, 1 TL Crème fraîche

SO WIRD'S GEMACHT

Brühe zum Kochen bringen. Schrot einstreuen, 10 Minuten zugedeckt bei geringer Hitze köcheln lassen, von der Herdplatte nehmen und etwa 15 Minuten nachquellen lassen. Zwiebel klein schneiden, in einem Teil des Olivenöls goldbraun braten und zu dem Schrotbrei geben. Mit Kräutern und Gewürzen abschmecken. Mit nassen Händen zwei Bratlinge formen und in dem restlichen Öl in einer beschichteten Pfanne braten. Lauch in feine Streifen schneiden und in 100 ml Wasser dünsten. Mit den Gewürzen und der Crème fraîche abschmecken.

VARIANTE AL FORNO

Bereiten Sie die doppelte Menge Bratlinge zu, und frieren Sie die Hälfte der fertigen Bratlinge ein. Nach dem Auftauen diese in eine kleine Form setzen und mit einer Scheibe Käse (etwa 20 g) überbacken. Dazu gibt es Tomaten-Zucchini-Gemüse aus 2 Tomaten, 1 Zucchini, gewürzt mit 1 TL gehacktem Basilikum, 1 Msp. Paprikapulver und 1 zerdrückten Knoblauchzehe.

SÜSSE HIRSE MIT KIRSCHEN

➤ **Zutaten**

40 g Hirse, 150 ml Milch (1,5 % Fett), 1 Eigelb, 1 EL Honig, 1/2 TL abgeriebene unbehandelte Zitronenschale,

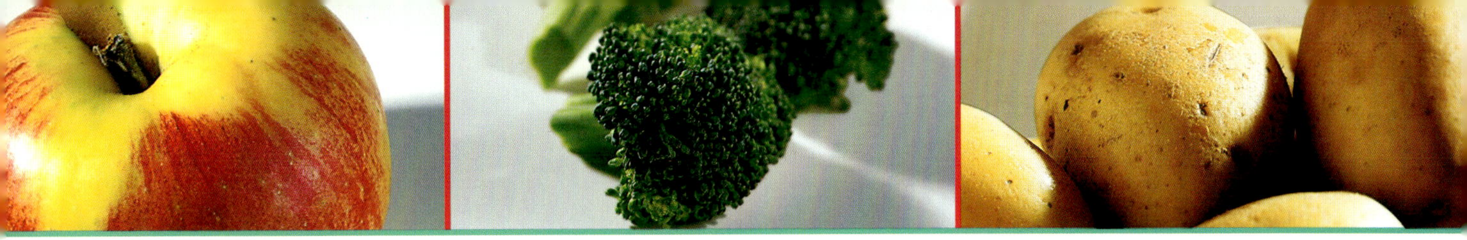

1 Msp. Vanillemark, 1 Eiweiß, Salz, 1 TL Butter, 150 g Sauerkirschen (frisch oder aus dem Glas)

SO WIRD'S GEMACHT

Hirse in einem kleinen Topf trocken rösten, bis sie zu duften beginnt. Milch aufgießen, 30 Minuten bei kleiner Hitze köcheln lassen, 15 Minuten nachquellen lassen. Eigelb mit Honig cremig schlagen. Gekochte Hirse untermengen. Mit Zitronenschale und Vanillemark würzen. Eiweiß mit einer Prise Salz steif schlagen und unter die Hirse heben. Butter in einer Pfanne erhitzen, Masse hineingeben. Kirschen waschen beziehungsweise abtropfen lassen und auf der Oberfläche verteilen. Bei niedriger Temperatur stocken lassen, bis die Oberfläche trocken ist.

APFEL-VARIANTE

Statt Sauerkirschen einen großen Apfel nehmen. Geschälten Apfel in breite Spalten schneiden, mit Zitronensaft beträufeln und mit je 1 Msp. Nelkenpulver und Zimt bestreuen.

PUTE MIT CHINAGEMÜSE

➤ **Zutaten**
100 g Putenfleisch, 1 Karotte, 1 Stange Lauch, 150 g Zuckerschoten, 1 TL Olivenöl, Salz, Pfeffer, 1/8 l Gemüsebrühe, 1 Knoblauchzehe, 1 EL dunkle Sojasauce, 1 Prise Ingwerpulver, Pfeffer

SO WIRD'S GEMACHT

Putenfleisch und Karotte in feine Streifen und Lauch in 1 cm breite Ringe schneiden. Das Öl in einer beschichteten Pfanne oder im Wok erhitzen. Das Fleisch kurz von allen Seiten bräunen, mit Salz und Pfeffer würzen und aus der Pfanne nehmen. Gemüse hineingeben und anbraten. Gemüsebrühe zugießen. Das Gemüse darin bissfest garen, Fleisch wieder zugeben und mit durchgepresster Knoblauchzehe, Sojasauce, Ingwerpulver und Pfeffer abschmecken.

VEGETARISCHE VARIANTE

Putenfleisch durch Tofu (100 g) ersetzen. Tofu in 1 cm große Würfel schneiden und vor der Zubereitung 6 bis 12 Stunden (je nach Geschmack) in 3 EL dunkler Sojasauce einlegen.

PELLKARTOFFELN MIT QUARK

➤ **Zutaten**
250 g Kartoffeln, 150 g Quark (20 % Fett), 3 EL Mineralwasser, 1 Knoblauchzehe, 3 EL gehackte Kräuter (z. B. Schnittlauch, Petersilie, Dill, Pimpernelle, Zitronenmelisse, Thymian, Estragon), Salz, Pfeffer, 1 EL Zitronensaft, 1 Bd. Radieschen

SO WIRD'S GEMACHT

Ungeschälte, gewaschene Kartoffeln in wenig Wasser kochen. Quark mit Mineralwasser glatt rühren. Knoblauch durch eine Presse drücken und zusammen mit den fein gehackten Kräutern daruntermischen. Mit Salz, Pfeffer und dem Zitronensaft abschmecken. Radieschen in Scheiben schneiden. Kartoffeln abgießen, kurz ausdämpfen lassen, schälen und zusammen mit Radieschen und Quark auf einem Teller anrichten.

VARIANTE: SPANISCHE TORTILLA

Gekochte Kartoffeln schälen und in Scheiben schneiden, 1 Zwiebel würfeln, mit den Kartoffeln vermischen, salzen und pfeffern. 1 TL Olivenöl in einer beschichteten Pfanne erhitzen, Kartoffeln und Zwiebeln hineingeben und unter gelegentlichem Rühren anbraten. 1 Ei mit 3 EL Milch verquirlen und über die Kartoffeln geben. Tortilla bei mittlerer Hitze zugedeckt 5 Minuten braten. Auf einem Teller anrichten mit 2 TL Schnittlauchröllchen.

Kalte Gerichte

Sind Sie berufstätig? Die kalten Mahlzeiten eignen sich gut für die Mittagspause am Arbeitsplatz, wenn die Zeit knapp ist, Ihr Magen aber dennoch etwas Vernünftiges bekommen soll. Die Portionen haben jeweils 300 kcal, sind schnell zubereitet – und doch kein Fast Food.

KARTOFFELSALAT

➤ **Zutaten**

150 g Kartoffeln (festkochend), 4 EL Gemüsebrühe, 1 TL Sonnenblumenöl, 1 EL Essig, 1/2 TL Senf, Salz, Pfeffer, 1 hart gekochtes Ei, 1 Gewürzgurke, 2 TL Schnittlauchröllchen, 1 Scheibe Vollkornbrot

SO WIRD'S GEMACHT

Kartoffeln kochen, schälen und in Scheiben schneiden. Gemüsebrühe mit Öl, Essig und den Gewürzen verrühren und über die Kartoffeln gießen, solange sie noch warm sind. Das hart gekochte Ei und die Gewürzgurke würfeln und unter den abgekühlten Salat mischen. Mit Schnittlauchröllchen garnieren. Dazu gibt es das Vollkornbrot.

ITALIENISCHE VARIANTE

Statt Gewürzgurke und Schnittlauchröllchen 2 Tomaten und 50 g Rucola unter die abgekühlten Kartoffeln mengen. Den Salat mit 1/2 TL frischem Oregano, 1 TL gehacktem Basilikum und 1 kleinen gepressten Knoblauchzehe abschmecken.

KAROTTEN-APFEL-SALAT

➤ **Zutaten**

150 g Karotten, 1 Apfel, 1 TL Sonnenblumenöl, 2 EL Essig, 4 EL Gemüsebrühe, 1 TL gehackte Petersilie, Salz, weißer Pfeffer, 1 TL Sesam, 1 Scheibe Vollkornbrot

SO WIRD'S GEMACHT

Karotten und Apfel grob raspeln. Öl, Essig, Gemüsebrühe, Petersilie und Gewürze zu einer Salatsauce mischen und über den Salat gießen. Sesam in einer Pfanne ohne Fett rösten, bis er anfängt zu duften, und darüber streuen. Dazu schmeckt eine Scheibe Vollkornbrot.

INDISCHE VARIANTE

Statt des Sesams 1 TL Kokosraspel über den Salat geben und mit 1/2 TL frisch geriebenem Ingwer (vorher dünn schälen) sowie je 1 Msp. Curry und Zimt abschmecken. Petersilie durch 1 TL frisch gehackte Minze ersetzen.

RUCOLA MIT AUSTERNPILZEN

➤ **Zutaten**

1 Kohlrabi, 100 g Austernpilze, 1 TL Butter, 50 g Rucola, 1 TL Öl, 3 EL Balsamico-Essig, Salz, Pfeffer, 1 Prise Muskatnuss, 2 TL Sonnenblumenkerne, 1 Scheibe Knäckebrot

SO WIRD'S GEMACHT

Kohlrabi schälen, in Stifte schneiden und in 50 ml Wasser 3 Minuten garen. Austernpilze klein schneiden und in der Butter kurz anbraten. Rucola mit ausgekühltem Kohlrabi und Pilzen anrichten. Sauce zubereiten aus Öl, Essig, Salz, Pfeffer und geriebener Muskatnuss und über den Salat gießen. Sonnenblumenkerne in einer Pfanne ohne Fett rösten, abkühlen lassen und darüber streuen. Dazu das Knäckebrot reichen.

GRIECHISCHE VARIANTE

Rucola durch 50 g Eissalat und Kohlrabi durch 2 Tomaten ersetzen. Anstelle der Sonnenblumenkerne 20 g gewürfelten Fetakäse und 1 EL schwarze Oliven über den Salat geben.

GUACAMOLE

➤ **Zutaten**

1/2 Avocado, 2 TL Zitronensaft, 1 Tomate, 50 g Quark (20 % Fett), 1 Knoblauchzehe, Salz, weißer Pfeffer, 1 Scheibe Knäckebrot

SO WIRD'S GEMACHT

Avocado halbieren, schälen und das Fruchtfleisch der einen Hälfte mit einer Gabel zerdrücken und mit Zitronensaft beträufeln, damit es sich nicht verfärbt. Zweite Avocadohälfte für die Variante aufbewahren. Tomate klein würfeln und zusammen mit dem Quark, der zerdrückten Knoblauchzehe, Salz und weißem Pfeffer unter das Avocado-Fruchtfleisch mengen. Dazu das Knäckebrot essen.

VARIANTE ZUM DIPPEN

Tomate weglassen und anstelle des Knäckebrots 150 g beliebiges Gemüse (zum Beispiel Chicorée, Stangensellerie, Kohlrabi, Gurken, Karotten) in dipgerechte Stücke schneiden.

HÜHNERBRUST AUF FELDSALAT

➤ **Zutaten**

1 Hühnerbrustfilet (etwa 90 g), 1 TL Öl, Salz, Pfeffer, 1 Scheibe Vollkornbrot, 1 TL Crème fraîche, 1 EL Essig, 1/2 TL Öl, 1 Prise Ingwerpulver, Pfeffer, 50 g Feldsalat, 1 Karotte

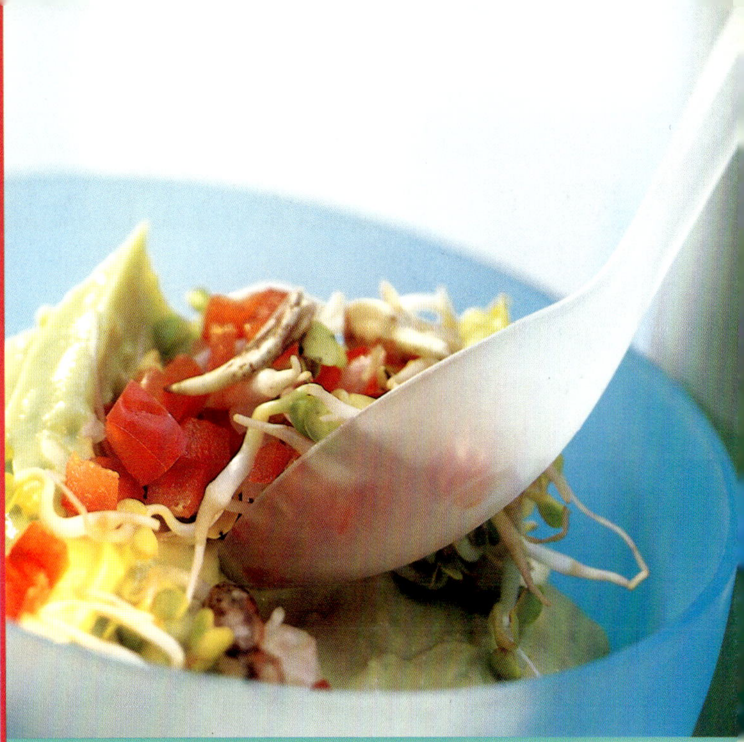

Die Guacamole können Sie noch mit Sprossen, Tomaten- oder Paprikawürfeln garnieren.

SO WIRD'S GEMACHT

Das Hühnerbrustfilet mit Öl bepinseln und auf jeder Seite 5 Minuten in einer beschichteten Pfanne braten. Mit Salz und Pfeffer gut würzen. Das Brot mit Crème fraîche bestreichen. Essig und Öl mit Ingwerpulver und Pfeffer verrühren, mit dem Feldsalat mischen und auf dem Brot verteilen. Hühnerbrustfilet in Scheiben schneiden und auf dem Brot anrichten. Die Karotte darüber raspeln.

VARIANTE POSEIDON

Anstelle von Hühnerbrustfilet ein Fischfilet zubereiten. Das Fischfilet kurz waschen, mit wenig Salz und 1 TL Zitronensaft einreiben. Eine beschichtete Pfanne mit Öl auspinseln und erhitzen. Den Fisch in der heißen Pfanne auf jeder Seite etwa 5 Minuten lang braten.

Wenn der kleine Hunger kommt

Naschen ist erlaubt. Zweimal am Tag dürfen Sie sogar eine kleine Zwischenmahlzeit einplanen. Das hält den Blutzucker stabil und den Hunger in Grenzen. Die kleinen Extras heben außerdem die Laune, stillen die Lust auf Süßes oder werden zum schlank machenden „Betthupferl“.

Snacks für tagsüber

ETWAS HERZHAFTES ...

➤ Rohe Gurken, Radieschen, Karotten, Tomaten, Kohlrabi und/oder Paprikaschoten dürfen Sie zwischendurch in unbegrenzten Mengen naschen. Entweder solo oder als Salat angemacht mit 1 TL kaltgepresstem Distel- oder Sonnenblumenöl knabbern. Essig, frische Kräuter und Gewürze nach Geschmack dazugeben.

➤ 2 Scheiben Knäckebrot mit 2 EL körnigem Frischkäse bestreichen. Mit Gurkenscheiben belegen und mit fein gehacktem Dill bestreuen.

➤ 1 Scheibe Vollkornbrot mit Senf bestreichen. Mit Salatblättern und 1 Scheibe Schnittkäse (30 % Fett i.d.Tr.) belegen.

➤ 1/2 Scheibe Vollkornbrot mit 1 TL Butter bestreichen und mit 2 TL Schnittlauchröllchen bestreuen.

... ODER LIEBER ETWAS SÜSSES?

➤ 1 Tasse Milchkaffee mit 2 Vollkorn-Butterkeksen

➤ 1 Glas Tee und 2 Zwiebäcke. Jeweils mit 1 TL Doppelrahmfrischkäse und 1 TL Marmelade bestreichen.

➤ 1 Tasse Cappuccino und 2 Stückchen Schokolade

➤ 1 Tasse Pfefferminztee und 1 Stück Obstkuchen

➤ 250 ml Obstsaft

➤ 250 ml Saftschorle (125 ml Saft und 125 ml Mineralwasser) und 3 Schwedenbrödli

➤ 15 Gummibärchen (30 g)

➤ 2 Lakritzschnecken (35 g)

Schlank machende „Betthupferl“

ETWAS MILCHIGES ...

Erdbeerjoghurt:
150 g Kefir (1,5 % Fett) mit 125 g Erdbeeren

Orangen-Lassi:
150 g Joghurt (1,5 % Fett) mit 100 ml Orangensaft mixen, auf Eis servieren.

Bananen-Shake:
1 kleine Banane mit dem Pürierstab zerkleinern, 150 ml Buttermilch zugießen und nochmals durchmixen.

... ODER LIEBER ETWAS FRUCHTIGES?

➤ wahlweise

1 Grapefruit	250 g Honigmelone
1 Banane	200 g Kirschen
1 großer Apfel	2 Kiwis
1 große Orange	2 Nektarinen
250 g Aprikosen	2 Pfirsiche
1 große Birne	200 g Pflaumen
3 Mandarinen	300 g Wassermelone
250 g Erdbeeren	150 g Trauben

Tipp: Aus diesen Früchten können Sie sich auch einen Obstsalat zubereiten. Mit Zitronensaft abschmecken.

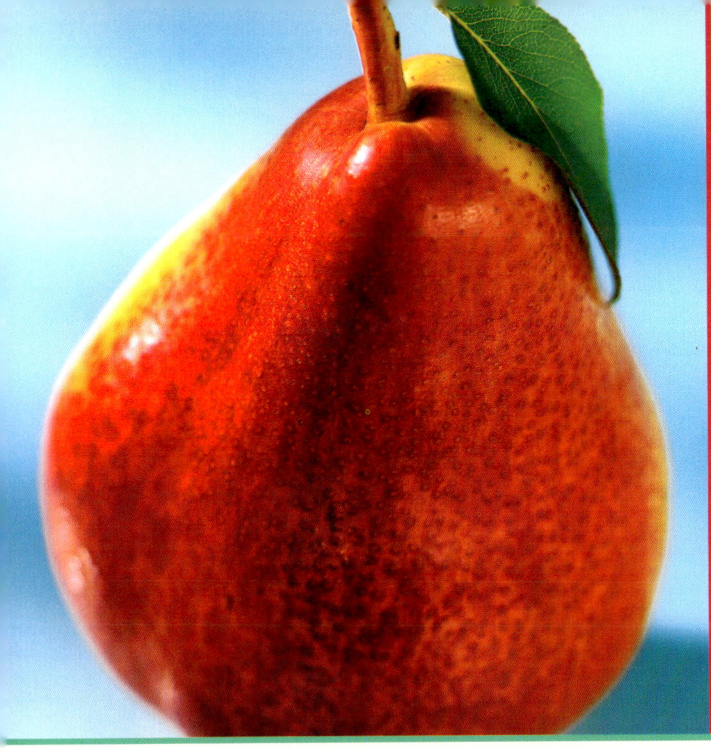

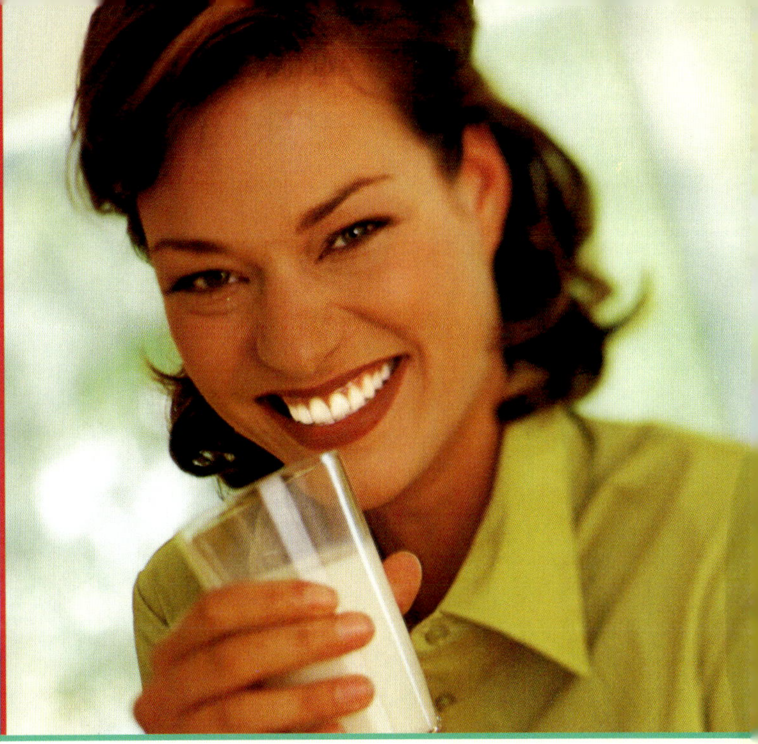

Spielen Sie nicht den Hungerkünstler, und gönnen Sie sich zwischendurch eine Kleinigkeit! Über Obst und Gemüse oder ein Milchmixgetränk am Abend freut sich sogar die Figur. Und die Laune steigt!

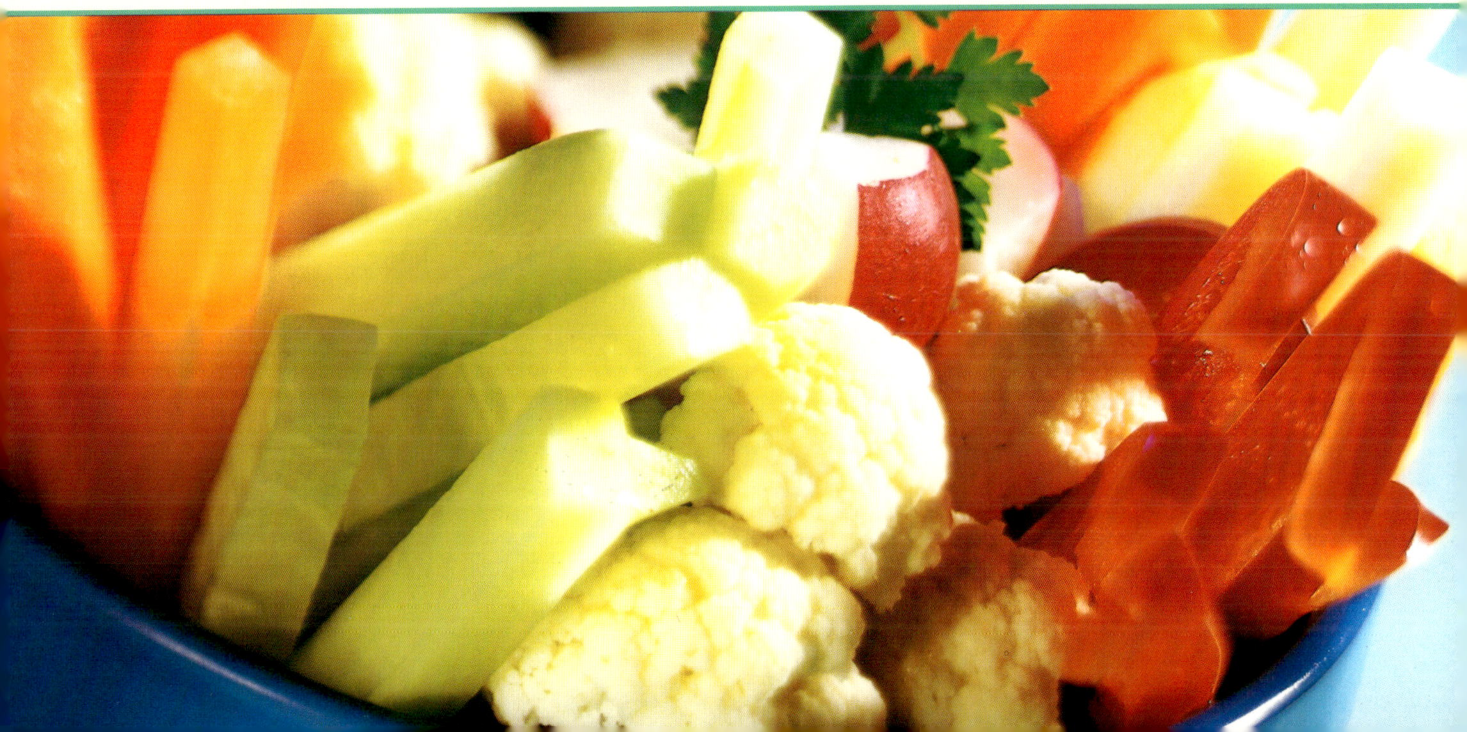

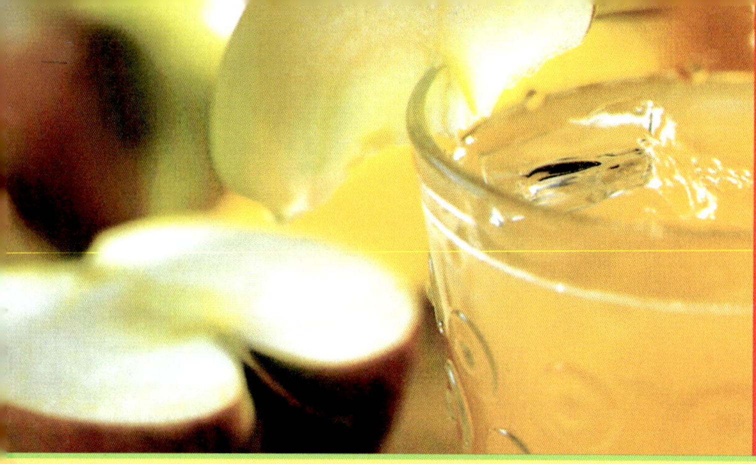

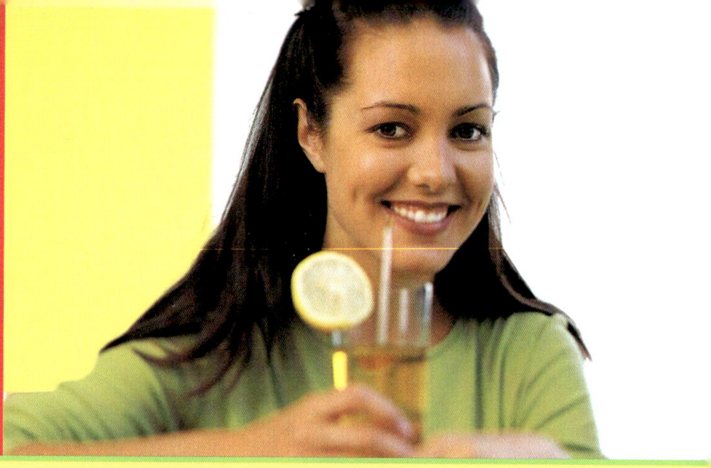

Gesunde Durstlöscher

Viel trinken hilft beim Abnehmen. Denn beim Fettabbau entstehen so genannte Ketonkörper, die über die Nieren ausgeschieden werden müssen. Bei Flüssigkeitsmangel schaltet der Körper auf Notversorgung und bindet noch mehr Wasser als sonst. Vorteilhaft in „Abspeckphasen" sind Getränke mit entschlackender Wirkung.

WASSER

Grundsätzlich ist Mineralwasser der schnellste und beste Durstlöscher und gut für die schlanke Linie, weil null Kalorien. Damit nicht genug: Ein großes Glas Wasser, kurz vor dem Essen getrunken, wirkt höchst sättigend. Es dämpft den ersten Hunger, und man isst nicht über die Sättigungsgrenze hinaus. Während der Mahlzeiten besser nichts trinken, da es gründliches Kauen verhindert. Lieber hinterher. Mineralwasser hält außerdem die Verdauung in Schwung und macht unschöne Blähbäuche wieder flach. Es ist nicht nur absolut rein, weil es aus natürlichen unterirdischen Quellen stammt, sondern ist auch reich an Mineralstoffen und Spurenelementen. Ideal für sportlich Aktive sind Mineralwässer mit einem Mineralstoffgehalt von mehr als 1500 Milligramm. Auf die Analysewerte auf der Flasche achten: Viel Magnesium hilft gegen Muskelkrämpfe. Möglichst wenig enthalten sein sollte Natrium (höchstens 20 mg pro Liter), das Wasser im Körper bindet. Nitrat (tolerierter Maximalgehalt 10 mg pro Liter) wird im Körper zu Nitrit umgewandelt. Es kann bei großen Mengen im Körper in Verbindung mit Aminen krebserregend wirken. Der Kohlensäuregehalt spielt dagegen nur für Magen-Darm-Empfindliche eine Rolle. Viel davon, wenig oder ganz ohne ist eine Frage des persönlichen Geschmacks.

Wer viel trinkt, schätzt die Abwechslung. Das kann ein Spritzer Zitronen- oder Orangensaft im gewohnten Mineralwasser sein oder auch mal ein anderes Wasser.

Quellwasser stammt aus unterirdischen Wasservorräten. Es enthält keine Kohlensäure, muss aber auch keine Mineralien und Spurenelemente nachweisen. Wird direkt am Quellort abgefüllt, braucht keine amtliche Zulassung.

Tafelwasser ist kein Naturprodukt, sondern ein industriell hergestelltes Gemisch aus verschiedenen Wässern. Kann überall abgefüllt werden, ohne offizielle Zulassung.

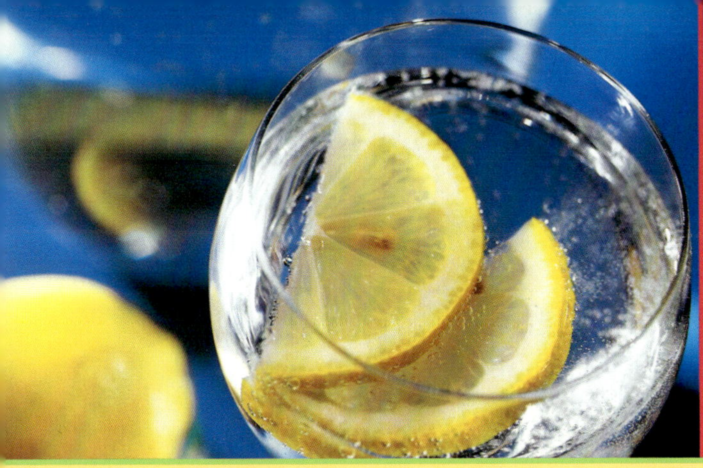 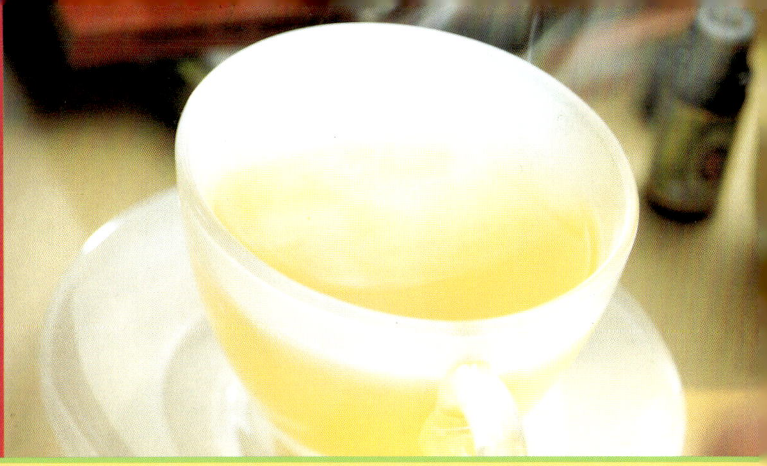

Heilwasser wird aus unterirdischen Vorkommen entnommen. Es besitzt wissenschaftlich nachgewiesene Heilkraft. Ist ohne ärztliche Beratung für den Dauergebrauch ungeeignet.
Leitungswasser nur trinken, wenn es chlorfrei ist und die Nitratwerte in Ordnung sind (beim Wasserwerk erfragen). Um bei der Reinheit ganz sicher zu gehen, kann man es durch einen Wasseraufbereiter laufen lassen.

TEE

Als Problemzonenkiller gilt eine Trinkkur mit Tee aus entwässernden Kräutern. Brennnessel, Birkenblätter und Zinnkraut eignen sich dafür. Als Mischung (je ein Teelöffel) oder auch einzeln aufbrühen. Mindestens einen Liter pro Tag davon trinken. Am besten jeweils eine Tasse vor den Mahlzeiten.
Exotische Teesorten stehen als Fatburner hoch im Kurs. Beliebt ist der Pu-Erh-Tee aus China mit seiner typischen roten Farbe. Ebenso wie der relativ hohe Preis ist sie auf das extrem lange Fermentierungsverfahren zurückzuführen – mitunter bis zu 60 Jahre! Je kürzer man den „Roten" ziehen lässt – zwei bis drei Minuten maximal –, desto stärker ist seine Wirkung. Als verdauungs- und stoffwechselanregend hat sich der herb-aromatische Matetee aus Südamerika bewährt. Sein hoher Koffeingehalt regt den Kreislauf an. Ähnlich ist brasilianischer Guarana-Tee. Er macht sich nicht nur als gute Hungerbremse nützlich, sondern bringt neue Power bei Antriebsschwäche und Erschöpfung.

SÄFTE

Auch Säfte können eine entschlackende Wirkung aufs Bindegewebe ausüben. Absoluter Spitzenreiter ist milchsauer vergorener Sauerkrautsaft (Reformhaus oder Naturkostladen). Täglich ein Glas (100 Milliliter) vor dem Frühstück oder als Zwischenmahlzeit trinken. Diätgeeignete Durstlöscher und Mineralstoff-Lieferanten sind auch andere Obst- und Gemüsesäfte. Um die Kalorien zu reduzieren, am besten mit Mineralwasser mischen. Bei Fertigsäften darauf achten, dass 100 Prozent Saft enthalten ist, ohne Zusatzstoffe. Eher zu empfehlen sind frisch gepresste Säfte. Ungeeignet sind Fruchtnektare, weil der Zuckergehalt bis zu 20 Prozent beträgt. Bei Fruchtsaftgetränken liegt der Fruchtanteil bei maximal 30 Prozent. Limonaden- und Cola-Getränke enthalten sogar nur 0 bis 3 Prozent Fruchtsaft.

AN KAFFEE UND ALKOHOL SPAREN

Kaffee ist nicht tabu, darf aber keinesfalls als Durstlöscher eingesetzt werden. In Überdosen schwemmt er, wie übrigens auch Schwarztee, wertvolle Mineralstoffe aus dem Körper. Der tägliche Genuss sollte drei Tassen nicht überschreiten.
Auch gegen ein Glas Wein oder Sekt am Abend ist nichts einzuwenden. Eine trockene (= zuckerarme) Sorte wählen. Aber: Alkohol ist eine Diätfalle. Er wirkt appetitanregend und erschwert das Maßhalten beim Essen. Seine Kalorien sind absolut wertlos für den Körper. Sie liefern ihm keine Nährstoffe.

Entschlackungstage für zwischendurch

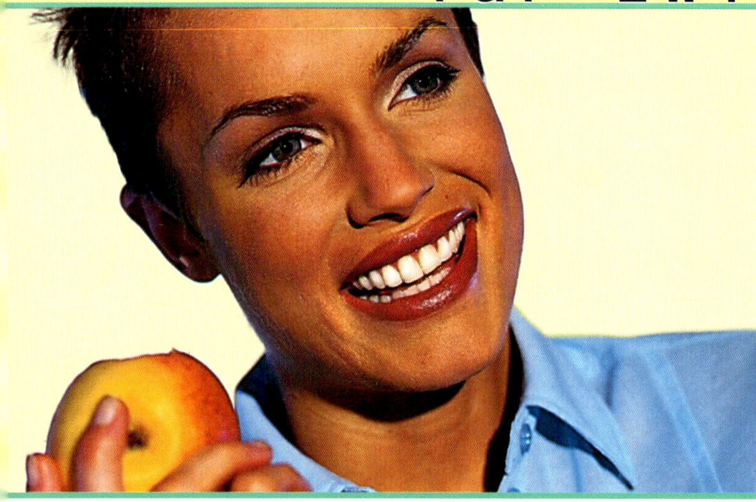

Er sollte zur Gewohnheit werden: der Entschlackungstag. Reis und Obst entlasten den Darm und sorgen für neuen Schwung.

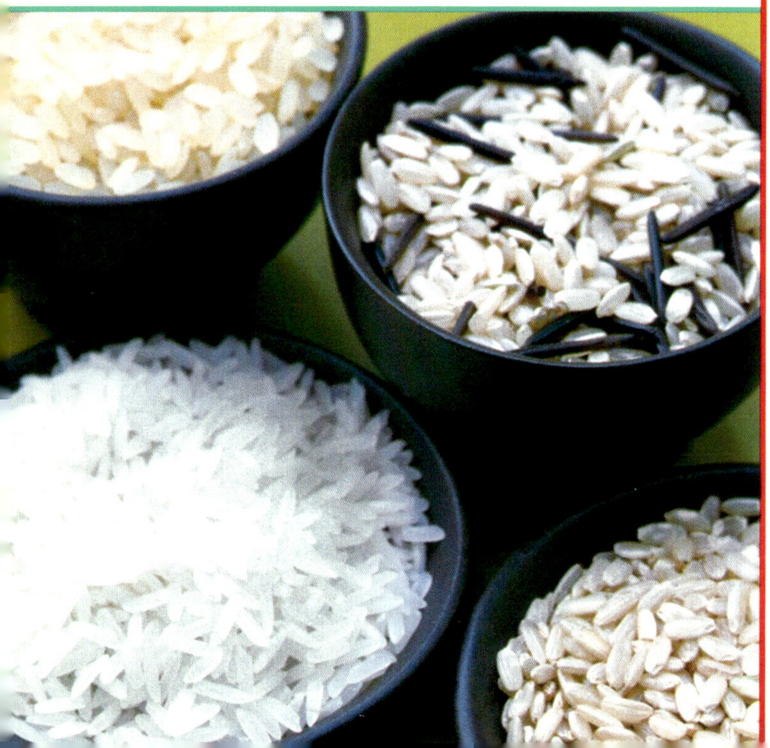

Solche Kurzprogramme zum Entschlacken sind eine Lösung, falls keine Zeit für Vorbereitungen bleibt. Zum Beispiel wenn man am Tag zuvor beim Essen über die Stränge geschlagen hat. Oder auch als „schlanke" Routinemaßnahme, um zwischendurch den Verdauungsapparat zu entlasten. Ideal ist ein Entschlackungstag einmal pro Monat an einem Wochenende. Dann kann man sich am Freitagabend mit einer leichten Gemüsesuppe bereits darauf einstimmen. Wichtige Regel: Trinken Sie über den Tag verteilt mindestens zwei bis drei Liter Mineralwasser und Kräutertee.

Reistag

Verwenden Sie Naturreis. Die reichlich enthaltenen Mineralien wie Kalium und Magnesium nützen dem Bindegewebe, Ballaststoffe entschlacken den Darm.
Kochen Sie den Reis jeweils in der doppelten Menge Wasser, und salzen Sie ihn nicht.

FRÜHSTÜCK:

50 g Naturreis mit Wasser in einen Topf geben. 1 Apfel klein schneiden und hinzufügen. Circa 45 Minuten köcheln lassen. Zum Schluss mit Zimt und Zitronensaft abschmecken.

MITTAGESSEN:

70 g Naturreis 45 Minuten kochen. 2 Karotten grob raspeln und 10 Minuten vor Ende der Kochzeit zugeben. Mit viel frischer Petersilie abschmecken.

ABENDESSEN:

70 g Naturreis 45 Minuten kochen. Kurz vor Ende der Kochzeit 100 g Blattspinat dazugeben. Mit Muskatnuss und Pfeffer nach Belieben abschmecken.

Obsttag

1 bis 1,5 kg Obst nach Wahl über den Tag verteilt essen. Ungünstig sind zu viele Bananen, weil sie „stopfen". Weintrauben gehören zu den zuckerhaltigsten Früchten. Wer nicht gerne Obst isst, kann auch rohes Gemüse als Ersatz wählen. Auch bei saftigen Früchten das Trinken nicht vergessen!

Safttag

1 Liter Gemüse- oder Obstsaft in 5 Portionen über den Tag verteilt trinken: Am besten frisch gepresste Säfte verwenden. Zusätzlich 1 bis 2 Liter Mineralwasser und Kräutertee trinken.

Molketag

Pro Tag werden 1 bis 1,5 Liter Molke getrunken. Es gibt Süß- und Sauermolke. Im Handel erhältlich ist meist Süßmolke im Tetrapak oder als Pulver. Zur geschmacklichen Abwechslung kann ein Schuss Fruchtsaft ohne Zucker dienen (höchstens 200 Milliliter pro Tag).

TIPP

Nützliche Fett-Spar-Tipps

Um seine hart erkämpfte schlanke Linie dauerhaft zu bewahren, ist Fettsparen das oberste Gebot. Hier sind ein paar einfache Tipps, wie man im Küchenalltag mit Fett knausern kann, ohne dass der Genuss beim Essen darunter leidet.

- Bei Heißhunger auf Süßes fettarme Sweeties wählen wie Trockenobst, frische Früchte, Gummibärchen, saure Drops, Geleefrüchte, Lakritze oder Russisch Brot.
- Butter als Streichfett ersetzen durch Magerquark, Senf oder Tomatenmark.
- Als Saucenbinder fein pürierte Kartoffeln oder Instant-Kartoffelbrei verwenden.
- Statt fetthaltiger Wurstsorten Corned Beef, Lachsschinken oder Truthahnwurst kaufen.
- Beim Schinken grundsätzlich den Fettrand entfernen.
- Beim Kochen und Braten Teflonpfannen, Römertopf, Bratschlauch und Alufolie einsetzen, weil darin zur Essenszubereitung kein Fett nötig ist.
- Gerichte vorzugsweise dünsten und im Ofen backen, anstatt sie in der Pfanne zu braten.
- Wenn schon ein cooles Dessert, dann Fruchtsorbet statt Sahneeis servieren.
- Mayonnaise niemals pur verwenden, sondern immer mit Joghurt strecken.

Zum Nachschlagen

BÜCHER, DIE WEITERHELFEN

Barteck, Oliver: **Alles über Fitness.** Könemann Verlag, Köln

Cramm, Dagmar von: **Fit und in Form nach dem Baby.** Gräfe und Unzer Verlag, München

Grillparzer, Marion / Kittler, Martina: **Fatburner. Das Ernährungsprogramm.** Gräfe und Unzer Verlag, München

Huber, Johannes / Worm, Alfred: **Länger leben, später altern.** Maudrich Verlag, Wien

Ilies, Angelika: **Rezepte gegen Cellulite.** Gräfe und Unzer Verlag, München

Klemp, Kathrin / Niemann, Christina: **Weekends zum Entschlacken.** Gräfe und Unzer Verlag, München

Koerber, Karl von / Männle, Thomas / Leitzmann, Claus: **Vollwert-Ernährung.** Hüthig Medizinverlag, Heidelberg

Kuhnert, Christin: **Superbody mit Pilates.** Gräfe und Unzer Verlag, München

Lange, Elisabeth: **Richtig einkaufen – gesund essen.** Goldmann Verlag, München

Moll, Ralf / Schain-Emmerich, Ute: **Übergewicht durch Allergien.** Econ Verlag, München

Schutt, Karin: **Wie neu geboren.** Das große Buch zum Abnehmen, Entschlacken, Wohlfühlen. Gräfe und Unzer Verlag, München

Strunz, Ulrich: **Forever young – Das Leicht-Lauf-Programm.** Gräfe und Unzer Verlag, München

Wade, Jennifer: **Fatburner. Das Fitnessprogramm.** Gräfe und Unzer Verlag, München

ADRESSEN, DIE WEITERHELFEN

Arbeitsgemeinschaft der Verbraucherverbände
Heilsbachstraße 20
D-53123 Bonn

Deutsche Gesellschaft für Ernährung
Im Vogelsgesang 40
D-60488 Frankfurt am Main

Deutscher Sportbund
Otto-Fleck-Schneise 8
D-60528 Frankfurt am Main

Österreichische Gesellschaft für Ernährung
Zaunergasse 1–3
A-1030 Wien

Schweizerische Vereinigung für Ernährung
Effingerstrasse 2
Postfach 83 33
CH-3001 Bern

Verband für Unabhängige Gesundheitsberatung Deutschland
Keplerstraße 1
D-35390 Gießen

REZEPTREGISTER

SACHREGISTER

IMPRESSUM

Die Autorinnen
Margit Rüdiger hat sich seit vielen Jahren als Journalistin und Buchautorin auf Beauty- und Fitnessthemen spezialisiert. Sie schreibt unter anderem für Frauenzeitschriften wie *Madame*, *Elle* und *Marie Claire* und hat bereits mehrere Schönheitsratgeber veröffentlicht. Seit ihrem 20. Lebensjahr macht sie selbst regelmäßig Bodytraining.
Sabine Häberlein ist Oekotrophologin und in den Bereichen Erwachsenenbildung und Ernährungsberatung tätig. Ihr Spezialgebiet sind Gewichtsreduktion und Verbraucherfragen. Sie hält Vorträge und Seminare über Ernährungsthemen, berät bei ernährungsbedingten Krankheiten und ist als Autorin für Fach- und Publikumszeitschriften tätig.

Redaktionsleitung: Doris Birk
Redaktion: Monika Rolle
Lektorat: Irmela Sommer
Gestaltung und Layout: independent Medien-Design
Herstellung: Susanne Mühldorfer
Satz: Bernd Walser Buchproduktion, München
Repro: Repro Ludwig, Zell am See
Druck und Bindung: Stürtz, Würzburg

ISBN 3-7742-6189-X

Auflage:	4.	3.	2.	1.
	2004	2003	2002	2001

Fotoproduktion
Tom Roch

Weitere Fotos
GU: Seite 17 li. (Christian Dahl); 61 re. (Franz Faltermaier); 60 re. und 61 li. (Andreas Hosch); 3 re., 12 (Bürste, Meersalz), 13 (Aromaöl), 25 re., 26, 27, 60 li., 87 (Trinkende), 88 re. (alle Manfred Jahreiß); Innenklappe vorn (Bauchfalte, Susanne Kracke); Umschlag vorn Mitte, 24 re., 25 li. (alle Michael Leis); 90 unten (Michael Nagy); 35 oben (Nicolas Olonetzky); Umschlag vorn re., Klappe vorn li., Klappe hinten (Po), Innenklappe vorn (Liegende, Maßband), 89 re. (alle Tom Roch); Umschlag vorn li. und hinten li., Klappe vorn re., 2 re., 13 (Algen), 70, 74, 75, 83, 87 (Birne, Gemüse), 88 li., 89 li. (alle Studio Schmitz). Image-Bank: Seite 4 (Juan Silva). Jahreszeiten-Verlag: Seite 3 li. (E. Haase); 39 (J. Rickers). Jump: Seite 11 und 21 (Leonhard Lenz); Innenklappe hinten, 2 li., 29, 33 re. (alle Kristiane Vey); 90 oben (Annette Falck). Michael Leis: Seite 17 re., 23, 33 li. Photonica/Neo Vision: Seite 7, 79. StockFood: Seite 75 (Pute, Ulrike Köb); 81 und 85 (S. & P. Eising). Stock Market: Seite 73 (David Raymer). Tanita: Innenklappe vorn (Waage). Zefa: Seite 31 (Westhill); 35 unten (Miles).

Umwelthinweis
Dieses Buch wurde auf chlorfrei gebleichtem Papier gedruckt. Um Rohstoffe zu sparen, haben wir auf Folienverpackung verzichtet.

Die **GU-Homepage** finden Sie im Internet unter **www.gu-online.de**

DAS ORIGINAL · GU · MIT GARANTIE

Das Original mit Garantie

Ihre Meinung ist uns wichtig. Deshalb möchten wir Ihre Kritik, gerne aber auch Ihr Lob erfahren. Um als führender Ratgeberverlag für Sie noch besser zu werden. Darum: Schreiben Sie uns! Wir freuen uns auf Ihre Post und wünschen Ihnen viel Spaß mit Ihrem GU-Ratgeber.

Unsere Garantie: Sollte ein GU-Ratgeber einmal einen Fehler enthalten, schicken Sie uns das Buch mit einem kleinen Hinweis und der Quittung innerhalb von sechs Monaten nach dem Kauf zurück. Wir tauschen Ihnen den GU-Ratgeber gegen einen anderen zum gleichen oder ähnlichen Thema um.

Ihr Gräfe und Unzer Verlag
Redaktion Gesundheit
Postfach 86 03 25
81630 München
Fax: 0 89 / 4 19 81-1 13
E-Mail: leserservice@graefe-und-unzer.de

Wichtiger Hinweis
Dieser Ratgeber gibt Ihnen viele Anregungen dafür, wie Sie mittels Pflege, Sport und Ernährung etwas für Ihre Figur tun können. Alle Ratschläge, Übungen und Rezepte wurden sorgfältig recherchiert und in der Praxis erprobt und sind für Menschen mit normaler Konstitution geeignet. Dennoch sind alle Leserinnen und Leser aufgefordert, in eigener Verantwortung zu entscheiden, ob und inwieweit sie die Vorschläge aus diesem Buch umsetzen können und möchten. Die Autorinnen und der Verlag übernehmen keine Haftung.